U0242454

儿童青少年

健康成长手册

洪 忻　马国亮　主编

东南大学出版社
SOUTHEAST UNIVERSITY PRESS
· 南京 ·

图书在版编目(CIP)数据

儿童青少年健康成长手册 / 洪忻，马国亮主编. —
南京：东南大学出版社，2023.12

ISBN 978 - 7 - 5766 - 0979 - 0

Ⅰ.①儿… Ⅱ.①洪…②马… Ⅲ.①儿童-保健-
手册②青少年-保健-手册 Ⅳ.①R179-62②R161.5-62

中国国家版本馆 CIP 数据核字(2023)第 223458 号

责任编辑:郭　吉　责任校对:子雪莲　封面设计:毕　真　责任印制:周荣虎

儿童青少年健康成长手册

Ertong Qingshaonian Jiankang Chengzhang Shouce

主　　编	洪　忻　马国亮
出版发行	东南大学出版社
出 版 人	白云飞
社　　址	南京市四牌楼 2 号　　邮编:210096　　电话:025 - 83793330
网　　址	http://www.seupress.com
电子邮件	press@seupress.com
经　　销	全国各地新华书店
印　　刷	苏州市古得堡数码印刷有限公司
开　　本	880 mm×1230 mm　1/32
印　　张	3
字　　数	100 千字
版　　次	2023 年 12 月第 1 版
印　　次	2023 年 12 月第 1 次印刷
书　　号	ISBN 978 - 7 - 5766 - 0979 - 0
定　　价	37.00 元

(本社图书若有印装质量问题,请直接与营销部联系。电话:025 - 83791830)

编写委员会

主　编

洪　忻　南京市疾病预防控制中心

马国亮　南京市疾病预防控制中心

副主编

王琛琛　南京市疾病预防控制中心

吴　洁　南京市疾病预防控制中心

王文琰　南京市儿童医院

孙倩男　南京市疾病预防控制中心

编　委

洪　忻　马国亮　王琛琛　吴　洁　王文琰

孙倩男　朱　琳　李文婷　黄巧宇　范转转

前　言

Preface

　　儿童青少年是国家的未来、民族的希望,儿童青少年健康包括生理健康、心理健康和良好的社会适应能力等多个方面,青少年的健康发展关系国民素质的提高,关系到国家、民族的命运和前途,也是全面构建社会主义和谐社会的重要基础,做好青少年健康教育工作是全社会共同的责任。青少年的健康成长受诸多因素的影响,包括家庭因素、学校因素、社会环境因素和自身因素,在这些因素的共同作用下,青少年的性格形成、行为养成、心理发展将展现出不同特点,这些"个性"将潜移默化地融入青少年的成长过程中,伴随其一生。

　　本教材编写团队结合儿童青少年在成长过程中可能面临的常见心理和生理问题,从超重肥胖、高血压、伤害、常见心理问题四个方面展开论述。每一方面问题力求完整的涵盖疾病流行现况、疾病概念、健康危害、防治措施等多个维度。本教材是适用于儿童青少年照护者、儿童青少年健康管理者、从事儿童青少年疾病防治的专业人员、大专院校师生等人群的学习参考书,希望为儿童青少年的健康成长贡献一份力量。

　　感谢编写团队成员的精诚合作,感谢在教材编写过程中给予悉心指导和帮助的各位专家!

目　录

Contents

第一章

儿童常见心理问题

第一节 多动症

多动就一定是多动症吗？这可不一定。

多动，就是比较好动的那种孩子，尤其是男孩子，当你在需要他安静下来的时候，他是能安安静静地坐得住、坐得稳的，一般来说对他的生活、学习不会造成太大的影响。

多动症的诊断是有严格标准的，要对孩子的学习、生活是造成一定影响的，而且这种多动是跟年龄不相符的，过于多动。孩子在需要安静下来的时候，是无法安静的，需要注意力集中的时候也是无法集中注意力的。

一、疾病简介

多动症是儿童中常见的神经发育障碍，全称是注意缺陷多动障碍，中国儿童多动症总患病率约为 5.6%，其中男童患病率约为 7.7%，女童患病率约为 3.4%。多动症往往在 7 岁前起病，症状可能会持续至青少年期，甚至有的时候会持续至成人期。

生物学因素是引发多动症的主要原因，其具有很重要的遗传病因，存在家族聚集性，约 75% 的直系家属存在多动症。母孕期接触烟酒或者生病引起孩子早产、宫内缺氧也会引发幼子的多动症。此外，家庭、同伴、老师等周围环境因素也是一项重要的影响因素。

二、核心症状

多动症有两大类症状。一类是注意力缺陷，注意力缺陷不是指做任何事都无法集中注意力,而是指在需要集中注意力的任务和活动上无法自我调整集中注意力。注意力存在困难的女孩经常在做"白日梦",而注意力不集中的男孩更可能会玩耍或者漫无目的地瞎闹。另一类为多动/冲动,多动/冲动以男孩多见。

　　并不是两类症状都有才是多动症,有些孩子只有注意力缺陷,而有些仅有多动/冲动。安静型多动症即为没有多动只有注意力不集中的症状。

典型表现	
注意力缺陷	多动/冲动
1. 经常粗心大意	1. 经常手脚动个不停或在座位上扭动
2. 需要注意力集中时难以维持	2. 不能按要求静坐,上课时离开座位或活动中离开队伍
3. 与人说话时经常心不在焉	3. 经常在不适当的场合跑来跑去或爬上爬下
4. 难以完成任务	4. 无法安静做事
5. 做事没有条理,物品乱	5. 精力过于充沛,常"忙个不停"
6. 经常丢失日常学习和生活用品	6. 经常讲话过多
7. 不愿意做需要注意力集中的事情,如上课、写作业	7. 经常接话茬,抢答
8. 经常容易因外界的刺激分神	8. 难以等待,排队时不耐烦
9. 经常忘事	9. 经常打断或打扰别人

三、疾病危害

　　1. 影响学习成绩。患儿的正常智力发展并不会受到影响,但由于无法保持注意力的集中,许多患儿到了四五年级,甚至初中之后,他的学习考试成绩和智商是不相符的。

2. 影响社交。多动/冲动型患儿往往话特别多,别人说话时他经常去插话、打断别人,经常如此周围的朋友会产生拒绝和他交流的情绪。另外,到了年龄再大一些的时候,冲动的行为会表现为特别叛逆,甚至会出现飙车这样的危险行为。

3. 影响职业发展。成年之后会因为注意力不集中,工作效率受到影响,比如上班之后打开电脑,不停地去点各种各样的无关信息,而导致经常加班,进而对工作不满产生抵触心理,然后再去换别的工作,甚至频繁更换工作。

四、防治措施

随着年龄的增加,有一部分孩子的多动是会好转的。但是注意力不集中和冲动的问题,随着年龄的增加是不能好转的。多动症目前主要的治疗方式,一个是药物治疗,另外一个就是行为干预。治疗方式一般是分年龄的。

6岁以下,孩子年龄比较小,可以选择一些非药物治疗的方法。比如说心理治疗的方法,甚至有一些体育运动,比如带孩子跑步、爬山、游泳,都对孩子的恢复有好处。

6岁以上,尤其是当他的症状对学习产生了比较明显的影响,一般会建议采用药物治疗。药物治疗有更大的可能性让孩子短期内恢复。

第二节　孤独症

　　宝宝几个月大的时候,爸爸妈妈抱着他,宝宝眼睛不看着爸爸妈妈。大一些的时候,爸爸妈妈叫宝宝的名字,拿玩具想和宝宝互动,宝宝也不理睬。宝宝想喝水,他不说话也不用手指水,只是眼睛看着水……医生说,宝宝是患了孤独症。

一、疾病简介

　　孤独症亦称自闭症,是一种神经发育疾病,孤独症患儿在2岁前就会出现症状,主要表现为漠视情感、拒绝交流、语言发育迟滞、行为重复刻板以及活动兴趣范围的显著局限性,大约70%的患儿伴有智力低下。我国6～12岁儿童的孤独症患病率约为0.7%。

　　孕期和围产期对胎儿造成的脑损伤,如孕母病毒感染、先兆流产、宫内窒息、产伤等生物学因素是孤独症的常见因素。而父母做事刻板,并有强逼倾向,缺乏温暖家庭环境也是孤独症不可忽视的环境因素。

二、核心症状

　　1. 社会交往困难。主要表现为缺乏与人交往的意愿,缺乏情感互动,部分孩子有意愿与人交往,但缺乏社交技能,比如不知道如何跟同伴表示友好,反而会通过打人或者咬人来表示友好,不会玩过家家等角色扮演游戏。

2. 交流困难。表现在言语和非言语两个方面。言语方面,孤独症患儿说话晚,很晚才分清人称代词(你、我、他),严重的患儿甚至终身无语言;有的患儿有自言自语现象,所说内容往往是动画片里的内容或者别人说过的话。非言语方面,他们很少用点头、摇头以及各种手势表达,交流时缺乏表情变化。

3. 兴趣局限。孤独症患儿经常痴迷于一些单调或与众不同的事物,例如尤其喜欢听天气预报,常常玩旋转的物体,喜欢蛇,会收集关于蛇的种类、习性、分布、毒性等相关的知识。

4. 刻板重复的行为模式。孤独症患儿经常表现得固执,拒绝改变,例如只走固定的路线、物品放置在固定的地方、极端挑食、总穿同一件衣服等,对于环境的变化特别敏感,难以接受。有些孩子还会表现出奇怪的动作,例如踮着脚走路、反复玩手拍手、凝视某处、反复转圈等。

三、预警表现

年龄	预警征象	
3 月龄	①对很大声音没有反应; ③俯卧时不会抬头;	②逗引时不发音或者不会笑; ④不注视人脸,不追视移动的人或物品
6 月龄	①发音少,不会笑出声; ③紧握拳松不开;	②不会伸手抓物; ④不能扶坐
8 月龄	①听到声音无应答; ③双手间不会传递玩具;	②不会区分生人和熟人; ④不会独坐
12 月龄	①呼唤名字无反应; ③不会扶物站立;	②不会模仿"再见"或"欢迎"的动作; ④不会拇、食指对捏小物品

（续表）

年龄	预警征象
18月龄	①与人目光无交流；　②不会有意识叫"爸爸"或"妈妈"； ③不会按要求指人或物；④不会独走
2岁龄	①无有意义的语言；　②不会按吩咐做简单的事情； ③不会用勺子吃饭；　④不会扶栏上楼梯/台阶
2岁半龄	①兴趣单一、刻板；　②不会说2～3字的短语； ③不会示意大小便；　④不会跑
3岁龄	①不会说自己的名字；　②不会玩"拿棍当马骑"等遐想游戏； ③不会模仿画圆；　④不会双脚跳
4岁龄	①不会独立穿衣；　②不会说带形容词的句子； ③不会单脚站立；　④不能按要求等待或轮流
5岁龄	①不知道自己的性别；　②不能简单叙述事情经过； ③不会用筷子吃饭；　④不会单脚跳
6岁龄	①不会画方形；　②不会表达自己的感受或想法； ③不会奔跑；　④不会玩角色扮演的集体游戏

四、防治措施

1.康复训练。孤独症目前没有特效药物,康复训练是唯一且有效的干预措施,康复训练的最佳时期是2～6岁。注意:①尽早干预,孩子越小,神经发育的可塑性越强,干预的效果就越好!②坚持训练,持之以恒。

康复训练内容:①社交能力训练;②数理概念,11～20数字的认识以及组成;③语言沟通——填词、说句、识图;④逻辑训练——

事物关系与空间方位,积木、拼图游戏;⑤精细动作——加强双手小肌肉的训练。

2. 饮食干预。孤独症患儿常常会出现食物慢性过敏现象,在禁食牛奶、鸡蛋、小麦后部分患儿的症状有所改善,具体表现在改善挑食习惯、改善消化道问题、改善精神状态。此外,研究发现,肠道菌群对患儿的症状有一定影响,家长需在医生的指导下酌情给患儿补充维生素 B、维生素 D、OMEGA – 3、DHA。

3. 环境改善。通过加强围产期卫生保健、尽可能母乳喂养以及避免长期"封闭式"生活等方式,可以预防孤独症的发生。

第三节　抑郁症

孩子的作息发生了改变，睡眠明显减少，经常出现肚子疼或者头疼，注意力也往往不能集中，去医院检查身体也没有发现问题。这是怎么了？

一、疾病简介

抑郁，是一种以强烈的负性情绪和感觉为特点的情绪障碍，会给人们的社会、学业/职业、个人和家庭带来负面的影响。重度抑郁障碍是最常见的抑郁类型，重度抑郁发作患者会经历一段时期（持续数月到数年）严重的抑郁发作，且与他们相对稳定的情绪阶段相互独立。50%以上的抑郁症，都是起病在14岁以前，75%以上的抑郁症起病在24岁以前，因此24岁以前及成年早期阶段，是抑郁的高发阶段，也是特别值得引起重视的阶段。

《中国国民心理健康发展报告（2019—2020）》称，青少年抑郁检出率高达24.6%。小学阶段的抑郁检出率为一成左右，其中重度抑郁检出率为1.9%～3.3%。初中阶段的抑郁检出率约为三成，重度抑郁检出率为7.6%～8.6%。高中阶段的抑郁检出率接近四成，其中重度抑郁检出率为10.9%～12.6%。

抑郁是各种社会心理和生物因素复杂交织、相互作用产生的后果，有时一个负性生活事件（例如失去所爱的人，或者严重的、持久的打击）会诱发抑郁发作，但通常抑郁症没有明显的诱发因素，会自然而然地发生。抑郁症存在家族聚集性,抑郁症的估计遗传度约为 37%。

二、区分抑郁情绪和抑郁症

	抑郁情绪	抑郁症
持续时间	短暂,很快就会烟消云散	至少2周,平均持续数月,个别人甚至会持续数年
自愈性	可自愈	很难靠自己走出情绪
后果	影响较小	学习、人际关系均会受到影响,甚至引发自杀

三、常见症状

抑郁症的三个核心症状是情绪低落、兴趣减退、精力下降,除了这些症状以外,儿童青少年还有自己特有的一些表现。

1. 易激惹。这是抑郁症患儿很重要的一个特点。经常因为一点小事就发脾气,冲动甚至摔东西,然后伤害自己,或者是伤害他人。

2. 人际关系的敏感。儿童青少年阶段特别需要别人支持、鼓励、赞美,正是因为这样,他们对周围人的评价就会特别在意,甚至是过分在意。可能无意间的一句对他的负性评价,都可能会引起他很强烈的情绪反应。

3. 躯体感觉异常。这类问题在儿童青少年抑郁症的表现上会更突出一些。常出现以下表现:①明显的睡眠问题,睡眠不规律的情况,黑白颠倒,或者是入睡困难、睡眠很少。②食欲显著下降导致明显的体重下降,很多孩子在这个阶段也常常有暴饮暴食的情况。③行动迟缓或某些情况下过度坐立不安。头疼，腿疼，腹泻，上不了学。

四、防治措施

儿童青少年对轻度抑郁症的一些问题会有部分的自愈能力，但仍然可能残留一些症状，比如注意力集中能力下降、睡眠质量下降等，这些症状往往是诱发他下一次发作的一个很重要的因素。抑郁症是一个会反复发作的疾病，因此早期识别和有效的干预是成功治疗这一障碍的关键。

1. 心理支持疗法。老师和家长要善于发现患儿的长处，给予鼓励，帮助儿童树立自尊心、增强自信心。患儿需学会求助，学会倾诉，向亲近的人敞开心扉谈一谈。

2. 运动疗法。锻炼可以使人产生一种轻松和自主的感觉，有益于克服抑郁症患儿共有的孤独感。但锻炼必须有一定的强度、持续时间和频率，才能达到预期效果。锻炼内容包括跑步（散步）、跳绳、健身舞等，每周至少做 3 次，每次持续 15～20 分钟。此外，保证维持良好的睡眠习惯和时长也有助于缓解抑郁。

3. 营养疗法。食物中所含的维生素和氨基酸对于人的精神健康具有重要影响。建议多吃维生素 B 含量丰富的食物，如粗粮、鱼等，患儿还可口服一定剂量的复合维生素 B。

4. 临床治疗。对于严重的抑郁症儿童来说，首先是选择药物治疗，然后再考虑合并使用心理治疗的方法。

第四节　焦虑障碍

　　我夜里睡觉突然心跳加快、胸闷，感觉胸口好像有一块大石头，喘不上气，但身体检查各项指标却都没有问题。此后的一周内，我又发作了 3 次，一次是在晚上睡觉时，一次是在工作时间，还有一次是在沙发上看电视的时候，都很突然。我每天战战兢兢的，就怕再次突然发作……

一、疾病简介

　　焦虑是生活中正常的一部分，适度的焦虑有助于我们发挥才能，解决问题，甚至避开危险。当焦虑的严重程度与客观的事件或处境不相称或持续时间过长则为病理性焦虑，即焦虑障碍。

　　焦虑障碍，又称焦虑性神经症，简称焦虑症，是以广泛、持续性焦虑或反复发作的惊恐不安为主要特征的神经症性障碍，常伴有植物神经症状和运动性紧张。全国流行病学调查显示，我国各类精神障碍中，焦虑障碍患病率最高，成人的终生患病率高达 7.6%。有数据显示，80%～90% 的焦虑障碍在患者 35 岁以前发病，其中以 10～25 岁为发病的高峰期。

　　焦虑障碍的病因和发病机制极为复杂，主要和生活中的环境因素以及自身的心理状态、性格有很大关系，比如应激性生活事件或创伤事件，长期精神紧张，缺少家庭或其他社会支持等。另外，患者有焦虑障碍家族史或本身有其他精神疾病、长期使用成瘾物品,如咖啡因等,也可诱发焦虑障碍。

二、疾病分类

1. 急性焦虑障碍,又称惊恐障碍,是一种慢性复发性疾病。国外流行病学显示年患病率为 $2.7\% \sim 7.3\%$,终生患病率为 $4.7\% \sim 15\%$,好发于女性患者。起病呈双峰模式,第一个高峰在青少年晚期或成年早期,平均首发年龄在 $25 \sim 30$ 岁,第二个高峰出现在 $45 \sim 54$ 岁。

2. 慢性焦虑障碍,又称广泛性焦虑障碍,呈慢性、持续性病程。年患病率为 $1\% \sim 5.1\%$,成年人终生患病率估计为 $4.1\% \sim 6.6\%$。女性患病率是男性的 2 倍,青少年、妇女及老年人高发。

3. 恐怖性焦虑障碍,又称恐惧症,通常发病于童年期或青春早期,一般不超过 20 岁。特点为有明显的焦虑对象,比如社交恐惧、广场恐惧、特定恐惧等。

三、核心症状

焦虑症状主要表现为精神症状伴发躯体症状。精神症状是指一种提心吊胆、恐惧和忧虑的内心体验,伴有紧张不安。躯体症状是在精神症状基础上伴发自主神经功能紊乱症状,比如心慌心悸、胸闷气短、口干、出汗、肌紧张性震颤或四肢麻木、皮肤潮红或苍白等。

1. 急性焦虑障碍。通常发病 ≥ 3 次/月或首次发作后持续焦虑 1 个月。主要临床表现为惊恐发作、预期焦虑、求助和回避行为等。

（1）惊恐发作是主要的临床特点,指个体在并不特别恐怖的情境中突然出现紧张、害怕、恐惧,严重时甚至会有濒死感和失控感等。惊恐发作起病急、终止快,通常一次发作持续 20～30 分钟,但会多次发作,发作期间意识清晰,发作时常伴有自主神经功能紊乱症状。

(2)预期焦虑,是指发作间期,个体感到心有余悸、惴惴不安,担心再次发作。

(3)求助和回避行为,是指由于强烈的恐惧,患者常立即要求紧急帮助,如到急诊科就诊;另外,约 60% 的患者由于担心发病时得不到帮助会主动回避一些活动,如不愿单独出门等。

2. 慢性焦虑障碍。病程一般≥6 月,起病缓慢,表现为不明原因的提心吊胆,几乎每天都对很普通的事情或者活动有自觉过度紧张但无法自控,伴有肌肉紧张、坐立不安、手抖、出汗、恶心、头痛等症状。

3. 恐怖性焦虑障碍。会过分或不现实地害怕焦虑对象,会出现无法忍受尴尬的场面或来自别人的审视。

四、防治措施

焦虑障碍是可以治愈的疾病,给予焦虑症患者有效且规范的治疗,能够减轻或消除焦虑症状,维持正常的生活质量,对于广泛性焦虑障碍则需要长期治疗以预防复发。

一般采用药物治疗与心理治疗相结合的治疗方案。药物治疗期间需谨遵医嘱,出现副作用时及时复诊,调整用药,不可擅自停药。最常用的心理治疗包括认知治疗、行为治疗或认知行为治疗等,可以采用一对一个体治疗或者团体治疗的方案。此外,适度的身体运动,尤其是户外的有氧锻炼,以及避免摄入酒精、咖啡、烟草等物质都有助于减轻焦虑。

第五节　睡眠障碍

几点算熬夜呢？夜间睡眠时间多长算好呢？

每个人都有属于自己的生物钟，有的人是早睡早起，有的人则是晚睡晚起。因此，不能通过晚上几点睡觉来确定是否熬夜，更主要是看睡眠时间是否足够、睡眠是否有规律。小学生每日睡眠应达 10 小时，初中生每日睡眠应达 9 小时，高中生每日睡眠应达 8 小时。需要注意的是，睡眠时长因人而异，健康睡眠时长的标准，主要取决于醒后精力体力是否恢复良好，并不是一定要睡够以上推荐的睡眠时长。

那如何判定自己是否有睡眠障碍呢？……

一、疾病简介

睡眠障碍是指在合适的睡眠环境中不能正常地睡眠，主要表现为入睡困难、维持睡眠困难、过早觉醒和睡后无恢复感。2016—2020 年的流行病学调查显示，我国中学生睡眠障碍的患病率为 28.9％。相关研究表明，青少年睡眠障碍会引起血压升高、糖代谢异常、超重肥胖等生理指标异常，还会引起抑郁、焦虑、自杀行为、伤害行为等青少年健康危险行为高发，危及青少年身心健康。

二、影响因素

躯体因素主要指因为躯体疾患所导致的睡眠障碍，比如呼吸暂停综合征、甲状腺功能亢进、疼痛等。

精神因素主要指精神疾病以及精神紧张等导致的睡眠障碍。比如抑郁症、躁狂发作、精神分裂症等均可以引起失眠。同时,人们遇到应激刺激、冲突、环境改变引起情绪波动时也容易出现失眠。

环境因素主要指由于睡眠卫生不良导致的睡眠障碍。例如日间休息过多,睡前过饥、过饱、过度疲惫,睡前饮用咖啡、浓茶、酒,卧室太亮、太热、太嘈杂等。

另外,家庭因素如父母生活习惯、教育程度、家庭环境,个体因素如不良的看电视、玩电子游戏、上网行为等,也是影响儿童青少年睡眠质量的重要因素。

三、常见表现

1. 失眠:失眠是最为常见的睡眠障碍问题,表现为入睡困难(入睡时间超过 30 分钟)、睡眠不深、睡眠维持困难(夜间睡着后醒来的次数≥2 次)、多梦早醒、睡醒后觉得疲乏无力或白天困倦。

2. 嗜睡:嗜睡主要表现为睡眠时间延长或者突然发作的睡眠。睡眠时间延长是指夜间睡眠时间远超过 8 小时,但是白天仍然犯困;发作性睡眠则是在需要十分清醒的场合下,仍然不受控制的入睡。

3. 睡眠-觉醒节律障碍:反复出现睡眠时间的长短、睡眠时间变化不恒定。比如以前晚上九点左右睡觉,但逐渐出现入睡时间提前或延迟。

4. 异态睡眠:异态睡眠主要表现为梦游、夜惊、梦魇等现象,部分患者还可伴随有打呼噜、磨牙、多汗、梦话、遗尿、腿动等异常表现。

四、防治措施

失眠的治疗主要有对因治疗和对症治疗两个方面。

1. 对因治疗

失眠只是一个症状，我们要在医生的帮助下找到失眠的原因，即原发病。原发病治疗好了，失眠自然也就改善了。比如，如果失眠的原发病是抑郁症，经过抗抑郁治疗改善情绪问题，睡眠也就随之改善。除了治疗原发病以外，管理好自己的情绪（培养积极的认知方式、学会负性情绪的表达）也是对因治疗的重要方面。

2. 对症治疗

对症治疗主要包括药物治疗和行为治疗两个方面。

（1）药物治疗。治疗失眠的药物主要有安定类安眠药和非安定类安眠药。除此以外，还有一些有镇静催眠作用的抗抑郁药、抗精神病药。因为这些药物各有特点，所以患者要**在医生指导下使用，切忌自行乱服药**。关于安眠药的使用，我们要知道使用原则，那就是"**按需、间断服药**"。"按需"有两层含义，一是如果确实需要服用，那就服用，千万不要因为担心药物副反应而强忍着失眠的痛苦；二是如果睡眠已经改善，不再需要安眠药，则减少甚至停止安眠药的使用。"间断"服药是指不要长期连续使用同一种安眠药，因为安眠药如果长期连续服用，很容易出现耐受、依赖等。

（2）行为治疗。主要包括刺激控制治疗、放松训练和养成良好睡眠习惯三部分内容。

①刺激控制治疗：在正常情况下，卧室、床的环境会诱导人出现困意，使人较快地入睡。失眠患者进入卧室、卧床后，大脑反而

兴奋起来而难于入睡。刺激控制治疗目的在于纠正这种不良条件反射,重新建立卧室和床与快速入睡之间的条件反射。具体要求是:不在卧室和床上做睡眠以外的事情。如不能入睡,就起床,离开卧室到其他房间;只在有困意的情况下再回卧室、卧床;如仍不能入睡,重复上述步骤。同时做到,不论自己感觉到整夜睡眠有多少,每天都定时起床,在节假日也同样坚持;白天避免卧床,如果需要午睡,那么只在中午时间安排一次,不论是否入睡,卧床时间都控制在 20～30 分钟以内。

②放松训练:放松训练的目的是减轻睡前的躯体紧张和在睡眠时间出现的干扰睡眠的思维兴奋。具体做法如下:

a. 平躺在床上或坐于舒适的椅子上,调整到最舒服的姿势;

b. 闭眼,然后深吸气、缓慢呼气;

c. 缓慢呼气时,感受双肩下沉,肩部肌肉放松;

d. 继续深吸气,然后缓慢呼气,感受肩膀下沉、放松的同时,感受肌肉放松逐渐扩展到上肢、指尖、躯干、下肢、脚趾等部位;

e. 继续深吸气,缓慢呼气,感受肩膀、躯干、四肢的肌肉放松,颈部和头部也同时得到放松;

f. 继续几个循环的深吸气、缓慢呼气时感受全身肌肉的放松,感到全身放松、心情平静时,便可入睡。

③养成良好睡眠习惯:规律运动,每周坚持 5 次运动,每次运动半小时以上,避免睡前两小时内剧烈运动;控制咖啡、茶的摄入量,并在睡觉前至少 8 小时内避免饮用;不要借助饮酒来催眠;晚饭进食容易消化的食物,避免过饱或过饥;睡前避免进行过度兴奋的活动,如看动作电影、听摇滚音乐、参加辩论等。

五、拓展小知识

1. 梦多就代表睡得不好吗?

睡觉做梦是正常生理现象,一般每个人每晚会做 3～5 个梦,大约 95％的梦被忘记了。因此,梦不是影响睡眠质量的因素,梦多不代表睡得不好。但是如果做梦时总是被惊醒,或者做梦过程中出现行走、大喊大叫、拳打脚踢或伤害他人或自己的异常行为,那就需要及时去睡眠专业门诊就诊。

2. 失眠了,白天能补觉吗?

不能。白天合理科学地补觉,尤其是在下午 1 点～3 点进行 20～30 分钟的午睡,能有效消除疲劳、提高免疫和缓解压力。但是失眠人群如果白天补觉,会导致睡眠驱动力下降,造成晚上失眠、白天犯困的恶性循环,因此不推荐补觉。

如果白天犯困,建议多去户外活动,晒晒太阳。研究发现,早晨起床后至上午 10 点,去户外进行 30 分钟左右的活动,可有效调节睡眠,尤其对于入睡困难的失眠患者更有效。

—第二章—

儿童青少年超重肥胖

第一节　儿童青少年超重肥胖的流行现况

一、全球流行现况

近 40 年来,全球儿童青少年超重和肥胖人数正以惊人的速度增长,儿童青少年超重肥胖已成为一个日趋严重的公共卫生问题。根据世界卫生组织(WHO)数据显示,全球 5～19 岁儿童青少年超重肥胖患病率从 1975 年的 4% 急剧上升至 2016 年的 18% 以上,超过 3.4 亿儿童青少年超重或肥胖。全球 5～19 岁儿童青少年肥胖患病率,女童从 1975 年的 0.7% 上升到 2016 年的 5.6%,男童从 1975 年的 0.9% 上升到 2016 年的 7.8%,全世界约有 5 000 万女孩和 7 400 万男孩存在肥胖问题。从 1978 年到 2016 年,美国 2～19 岁儿童青少年肥胖患病率从 5.0% 增长到 18.5%。1999—2016 年,欧洲国家 2～13 岁儿童青少年超重和肥胖患病率非常高,地中海地区超重肥胖综合患病率从 22.9% 上升到 25.0%。在许多高收入国家,儿童青少年体重指数的上升趋势已趋于平稳,但仍处于较高水平;在亚洲部分地区,这一上升趋势则正在加速。2019 年,马来西亚 5～17 岁儿童营养过剩发生率上升至 29.8%,而 2013 年,该比例为 21.6%。世界肥胖联盟的最新调查报告指出,各国政府若不采取行动,到 2035 年全球可能有 2.8 亿男童、1.7 亿女童超重或肥胖。

二、中国流行现况

20世纪80年代,我国儿童青少年超重肥胖率还处于很低水平。据1982年全国营养调查数据显示,我国7~17岁儿童青少年的超重率和肥胖率分别为1.2%和0.2%。20世纪90年代以后,我国儿童青少年超重肥胖率逐渐增长。1992年,我国7~17岁儿童青少年超重肥胖率为4.6%,2002年这一比率增加到5.3%。进入21世纪后,我国儿童青少年超重肥胖率增长速度加快。《中国居民营养与慢性病状况报告(2015年)》指出:2012年,6~17岁儿童青少年超重率和肥胖率分别为9.6%和6.4%;6岁以下儿童超重率和肥胖率分别为8.4%和3.1%。《中国居民营养与慢性病状况报告(2020年)》显示,当前我国6~17岁儿童超重率和肥胖率分别为11.1%和7.9%;6岁以下儿童超重率和肥胖率分别为6.8%和3.6%。《中国儿童肥胖报告》预测,如果不采取有效的干预措施,到2030年,我国7岁及以上儿童青少年超重及肥胖检出率将达到28.0%,超重及肥胖人数将达到4 948万。

第二节　相关概念的定义

1. 儿童青少年:年龄不满 18 岁的人群。

2. 超重:体内脂肪积累过多,可能造成健康损害的一种前肥胖状态。

3. 肥胖:由多因素引起,因能量摄入超过能量消耗,导致体内脂肪积累过多达到危害健康的一种慢性代谢性疾病。

4. 体重指数(BMI):表示每平方米身体面积所包含的体重,即该面积下所涵盖机体组织的平均密度,或可理解为身体匀称度。

$$计算公式:BMI=体重(kg)/身高^2(m^2)$$

5. 体脂率:又称体脂百分比,是指人体脂肪组织重量占体重的百分比。

6. 腰围:腋中线肋弓下缘和髂嵴连线中点的水平位置处体围周长,12 岁以下儿童以脐上 2 cm 为测量平面。

7. 身体活动:通过骨骼肌收缩引起机体能量消耗增加的任何身体活动,包括工作期间的活动、家务、出行和休闲活动。

8. 静态活动:通常是指清醒状态下的能量消耗 $\leqslant 1.5$ 代谢当量(MET),即 $\leqslant 6.276$ kJ/(kg·h)的静坐或依靠姿势的活动,包括坐着、躺着、玩电脑以及看电视等活动。

9. 能量密度:单位体积/重量的食物所含的能量。

10. 零食:非正餐时间食用的食物或饮料,不包括水。

11. 在外就餐:居民摄入的所有食物是由家庭以外的其他场所

提供,与用餐地点无关。

12. 致肥胖环境:导致高能量摄入和久坐少动行为的环境,包括食物选择以及身体活动的机会,以及与食物和身体活动相关的社会规范,涵盖物理、经济、政策、社会文化等层面。

13. 食物环境:物理、经济、政策和社会文化环境等一系列影响人们选择食品、饮料的因素和条件。

14. 视屏时间:花费在看电视、计算机、平板电脑、电子游戏及手机等电子屏幕上的时间。

15. 中等强度身体活动:运动过程中出现心率增快,身体微出汗,呼吸略喘,心率达到预测心率(220一年龄)的 $60\%\sim70\%$。

16. 有氧运动:以有氧代谢提供运动中所需能量的运动方式,运动负荷与耗氧量呈线性关系。例如健步走、慢跑、游泳、瑜伽、爬山、骑自行车等。

第三节　儿童青少年超重肥胖的判断标准

表 2 - 1　6～18 岁学龄儿童青少年性别年龄别 BMI 筛查超重与肥胖界值

（单位：kg/m²）

年龄（岁）	男生		女生	
	超重	肥胖	超重	肥胖
6.0～	16.4	17.7	16.2	17.5
6.5～	16.7	18.1	16.5	18.0
7.0～	17.0	18.7	16.8	18.5
7.5～	17.4	19.2	17.2	19.0
8.0～	17.8	19.7	17.6	19.4
8.5～	18.1	20.3	18.1	19.9
9.0～	18.5	20.8	18.5	20.4
9.5～	18.9	21.4	19.0	21.0
10.0～	19.2	21.9	19.5	21.5
10.5～	19.6	22.5	20.0	22.1
11.0～	19.9	23.0	20.5	22.7
11.5～	20.3	23.6	21.1	23.3
12.0～	20.7	24.1	21.5	23.9
12.5～	21.0	24.7	21.9	24.5
13.0～	21.4	25.2	22.2	25.0
13.5～	21.9	25.7	22.6	25.6

（续表）

年龄（岁）	男生		女生	
	超重	肥胖	超重	肥胖
14.0～	22.3	26.1	22.8	25.9
14.5～	22.6	26.4	23.0	26.3
15.0～	22.9	26.6	23.2	26.6
15.5～	23.1	26.9	23.4	26.9
16.0～	23.3	27.1	23.6	27.1
16.5～	23.5	27.4	23.7	27.4
17.0～	23.7	27.6	23.8	27.6
17.5～	23.8	27.8	23.9	27.8
18.0～	24.0	28.0	24.0	28.0

一、BMI 的使用

BMI 计算公式中，身高、体重都应使用实测值，身高在测量时以"厘米"为单位，记录至小数点后一位，计算 BMI 时转化为"米"。BMI 保留一位小数，与表 2-1 界值进行比较判定超重肥胖。

二、超重与肥胖的判断

使用表 2-1 界值进行超重判断：凡 BMI≥相应性别、年龄组"超重"界值点且＜"肥胖"界值点者为超重。使用表 2-1 界值进行肥胖判断：凡 BMI≥相应性别、年龄组"肥胖"界值点者为肥胖。

三、年龄的计算方法

年龄以半岁为单位，一律使用实足年龄。实足年龄计算为调查日期减去出生日期,指从出生到计算时为止共经历的周年数。

示例:某学生生日为 2000 年 9 月 25 日,调查日期为 2010 年 9 月 24 日,则其实足年龄为 9.5 岁;如果调查日期为 2010 年 9 月 25 日,则其实足年龄为 10.0 岁;如果调查日期为 2011 年 3 月 25 日,则其实足年龄为 10.5 岁。

第四节　儿童青少年超重肥胖的影响因素

　　儿童青少年超重肥胖的发生受遗传、环境和社会文化因素共同影响。其中，生命早期营养、膳食因素、身体活动和静态活动是关键的个体因素；而食物环境、社会文化因素在超重肥胖的发生发展中起着推波助澜的作用，当儿童青少年处于能量摄入增加、身体活动减少的"致肥胖环境"时，更容易发生超重肥胖。

一、遗传因素

　　超重肥胖属于多基因遗传，研究表明，在超重肥胖发生过程中遗传因素占 40%～70%。随着近几年全基因组关联的应用及发展，目前已识别超过 200 个与肥胖相关的基因位点。大多数人的超重肥胖是肥胖相关基因与环境因素共同作用的结果，许多研究表明，只有在适宜的环境下遗传因素才对超重肥胖的发生起作用，即肥胖相关基因的表达是由一定的环境因素诱发的。尽管遗传因素在超重肥胖发生发展中起着重要的作用，但短期内基因并没有发生太大的变异，所以近几十年全球儿童超重肥胖的快速增长并不是因为基因的改变，而是食物环境、行为和生活方式的快速改变所致。

二、膳食结构和饮食行为

　　膳食结构不合理、脂肪供能过高、能量密度高的食物摄入过多均会导致能量摄入增加,增加儿童青少年发生超重肥胖的风险。1982—2012 年,我国儿童青少年脂肪摄入量明显增加,脂肪供能比不断增加,由 1982 年的 15.5％增加至 2012 年的 33.2％,超过中国营养学会建议的 30％上限。同时,我国儿童青少年谷薯类食物与蔬菜类摄入量呈下降趋势,而畜禽肉类、水产品类、蛋类和奶类摄入量呈上升趋势。不健康饮食行为,如早餐食用频率低及食物种类少、零食摄入过多及零食类型选择不当、含糖饮料饮用频率和饮用量上升、在外就餐频率增加等,也有可能增加超重肥胖的发生风险。

三、身体活动因素

身体活动与儿童青少年超重肥胖的发生密切相关。身体活动频率降低,会使儿童青少年能量消耗减少,导致超重肥胖发生的危险增高。随着交通条件的不断改善和家用汽车的普及,学生上下学乘车的机会越来越多,骑自行车、步行的机会越来越少,再加上课业负担重,户外活动的时间越来越少,儿童青少年普遍缺乏身体活动。2016 年《全国中小学生体育健身效果调研》数据显示,1.16 亿中小学生中,只有 29.9％达到"每天最少 60 分钟中高强度运动"推荐要求,有 37％未能达到"每天视屏时间不多于 2 小时"的推荐要求。由此可见,我国儿童青少年身体活动不足已成为普遍状态。

四、睡眠因素

睡眠对于儿童青少年生长发育的作用不可忽视。多项研究提示,儿童青少年睡眠时间过长与过短均与超重肥胖的发生有关,并存在剂量-反应关系,男孩睡眠不足时发生超重肥胖的风险大于女孩。睡眠不足可能引起摄食行为改变、食欲相关的激素水平改变以及能量消耗的减少,最终导致能量失衡和肥胖的发生。

五、生命早期营养

生命早期营养因素,包括母亲孕期增重、代谢和内分泌状况、新生儿出生后早期的生长发育和养育环境等,都会影响胎儿和婴幼儿的生理功能,进而增加其儿童青少年期甚至成年期发生肥胖等相关慢性病的风险。研究表明,在生命早期1 000天中(从妇女怀孕开始,一直到婴儿出生后2岁左右的这段时间),孕妇孕期增重过多及婴儿高出生体重是儿童青少年超重肥胖的危险因素。

六、致肥胖环境

儿童青少年处于致肥胖环境中也会增加超重肥胖发生的危险。食物环境是致超重肥胖环境中重要的一部分,包括家庭食物环境(家庭健康/不健康食品提供、家庭共餐情况、家庭成员营养素养等)、学校食物环境(学校供餐、校内食品管理、营养健康教育、教师的示范作用等)、社区食物环境(社区内食品店的数量、类型和距离)、食物消费环境(食品店内健康/不健康食物的种类、价格、促销手段)等。对于儿童青少年而言,家庭是其主要的生活场所,家庭环境及父母行为(包括饮食和身体活动)对儿童饮食行为和身体活动习惯的形成和发展有着极其重要的影响。

身体活动环境是与儿童青少年身体活动水平密切相关的物理因素(建成环境)和社会文化因素。建成环境指在一定地理空间范围内能够影响个体身体活动水平的城市规划环境,如社区公园、街道、人行道、儿童游乐场所、学校运动场等,这些场地能够为儿童青少年参与身体活动提供安全且低成本的身体活动环境,因此对促进儿童青少年身体活动具有重要作用。

社会文化和民族风俗对儿童青少年超重肥胖的发生发展也会产生影响。在中国的传统文化中,胖意味着健康和富足,家长往往鼓励孩子多吃,认为"多吃才能身体健康",这些错误的传统观念也会影响儿童青少年超重肥胖的发生。

第五节　儿童青少年超重肥胖的健康危害

肥胖本身是一种疾病,也是多种慢性病的危险因素。儿童青少年肥胖最重要的长期后果是肥胖及其相关健康危险可持续至成年期,不仅对当前及成年期的心血管系统、内分泌系统、呼吸系统和消化系统带来危害,还会影响儿童青少年的运动能力及骨骼发育,对行为、认知及智力产生不良影响。

一、对心血管系统的危害

儿童青少年肥胖与高血压存在密切关系。血压与体重的正相关联系在儿童青少年时期就已存在,儿童青少年期高血压患病率随着肥胖程度的升高而增加。儿童青少年肥胖不但具有延续至成年的轨迹现象,还将影响成年后的血压水平,肥胖的儿童青少年 6 年后高血压发病率是正常体重儿童青少年的 4～5 倍。随着肥胖率的不断增加,以及儿童青少年中重度肥胖构成比的上升,儿童青少年血脂异常率呈现上升趋势。通过超声检查对心血管结构和功能的评估结果显示,肥胖儿童青少年心脏每搏输出量明显增高,左心室重构、左心室质量、左心室质量指数明显大于同龄正常体重儿童青少年。

二、对内分泌系统的危害

儿童青少年肥胖与 2 型糖尿病的发病密切相关,绝大多数 2 型糖尿病患儿超重肥胖。研究发现,肥胖的儿童青少年成年后发生糖尿病风险是正常体重儿童青少年的 2.7 倍,儿童青少年期至成年期持续肥胖的人群发生糖尿病风险是体重持续正常人群的 4.3 倍,儿童青少年期至成年期持续肥胖的人群发生代谢综合征风险是体重持续正常人群的 9.5 倍,儿童青少年期肥胖者成年期发生肥胖风险至少是正常人群的 2 倍。儿童青少年肥胖还会影响青春期发育,相关研究表明,女生体重指数(BMI)和体脂率与青春期早发育均呈正相关,男生 BMI 与青春期早发育呈正相关。

三、对呼吸系统的危害

儿童青少年哮喘与肥胖密切相关,并且随着 BMI 值升高,哮喘患儿的肺功能明显下降。肥胖儿童青少年睡眠障碍相关症状的发生率较高,肥胖儿童青少年平均每小时睡眠呼吸暂停低通气指数明显大于超重和正常体重的儿童青少年,睡眠时肥胖儿童青少年的平均血氧饱和度、最低血氧饱和度均低于超重和正常体重儿童青少年。

四、其他健康危害

肥胖引起的心理问题在儿童青少年中已很常见,包括性格内向型(表现为胆怯、退缩、保守、压抑、不安、不合群、容易钻牛角尖、内心缺少快乐),孤僻型(表现为经常性的喜怒无常、过分的自卑、缺乏自信),人际交往困难型(表现为不愿意融入社会,对参加集体活动或与别人沟通有较强的抵触心理,经常和别的孩子发生争执),焦虑型(由于肥胖儿童青少年的"臃肿、笨拙",他们自己长期对自我形象贬低,被同学嘲笑甚至拒绝、排斥,心中藏着无限的委屈和不快,继而产生焦虑和烦躁)。

　　肥胖也是儿童青少年非酒精性脂肪性肝病最主要的危险因素,单纯性肥胖对儿童青少年的肝功能和脂肪代谢等均造成危害,且危害程度随肥胖程度的增加而增加。此外,儿童青少年期肥胖还会影响儿童青少年的运动能力及骨骼发育,增加成年期某些疾病发生和过早死亡的风险。

第六节　儿童青少年超重肥胖的预防

　　儿童青少年时期不仅是体格生长发育的重要时期,也是行为和生活方式发展形成的关键时期。因此,从生命早期就应重视儿童青少年健康行为和生活方式的培养,关注生命早期营养、保持合理膳食、适量身体活动、充足睡眠,预防儿童青少年肥胖的发生发展。

一、母亲孕期体重监测和管理

　　孕期增重过多与巨大儿、剖宫产等不良妊娠结局有关,而孕期增重过低、出生后快速赶上生长也与儿童青少年期肥胖以及代谢异常有关。研究表明,孕期增重过多的女性其后代在 5 岁以内和 5~18 岁时发生肥胖的风险分别是正常增重女性后代的 1.9 倍和 1.3 倍。与孕期增重正常的女性相比,孕期增重过多女性的后代在 0~3 岁、3~6 岁或 6~18 岁 BMI 更高,发生肥胖的风险更大。此外,母亲孕期增重不足的后代出生后容易发生快速赶上生长,这也可能增加后代肥胖风险。

　　为维持孕期适宜增重,孕妇要做到合理膳食,食物多样,不过量饮食,控制每天总能量的摄入,减少高脂肪、高糖等高能量食物的摄入,适当增加摄入富含膳食纤维的新鲜蔬菜和水果。另外,健康孕妇每天应进行不少于 30 分钟的中等强度身体活动。孕妇可根据自己的身体状况和孕前的运动习惯,结合主观感觉选择熟悉的活动类型,量力而行,坚持不懈。

二、婴幼儿期母乳喂养

母乳喂养对儿童青少年健康具有积极的近期和远期作用。研究证实,纯母乳喂养的时间与儿童青少年超重肥胖发生率呈剂量-反应关系,即母乳喂养时间越长,儿童青少年超重肥胖的发生风险越低。母乳中所含的活性成分,如瘦素、脂联素、皮质醇等均可影响婴儿期能量代谢。另外,母乳喂养对儿童青少年及成年后的体重均有影响,可明显降低 1～9 岁儿童肥胖发生率,也可明显减少10～19 岁青少年和大于 20 岁的成人的肥胖发生率。

因此,建议每个母亲克服一切困难,尽早开奶,按需哺乳,直接喂养,坚持纯母乳喂养满 6 个月,在添加辅食的同时母乳喂养持续到 2 岁。

三、适时适量添加辅食

婴幼儿辅食添加的最初阶段,不仅是从母乳过渡到家庭饮食的重要时期,也是最可能造成儿童营养不平衡的关键时期,还是儿童饮食行为形成的关键期。辅食添加的时间、种类、量和方式都在一定程度上影响着儿童肥胖的发生。

婴儿满 6 月龄时是添加辅食的最佳时机,添加辅食过早会增加儿童青少年肥胖的发生风险。添加辅食时应遵从由一种到多种,由少量到多量,由细到粗、循序渐进的原则。提倡回应式喂养,鼓励但不强迫进食,强调喂养过程中父母与婴幼儿的互动,鼓励婴幼儿发出饥饿和饱足信号,促进婴幼儿能量摄入的自我调节,从而降低婴幼儿超重肥胖的风险。

四、食物多样、平衡膳食

膳食结构不合理和不健康饮食行为是影响儿童青少年超重肥胖发生发展的重要因素。儿童青少年的膳食应做到食物多样，每天的食物应包括谷薯类、蔬菜水果、禽畜鱼蛋奶类和大豆坚果。2岁以上儿童青少年应平均每天摄入12种以上食物，每周摄入25种以上食物；按照一日三餐食物品种数的分配，早餐至少摄入3～4个食物品种，午餐摄入5～6个食物品种，晚餐4～5个食物品种，加上零食1～2个品种。

五、养成良好的饮食习惯

健康的饮食行为可以促进儿童青少年体格、智力发育和健康发展，也是降低发生超重肥胖相关疾病危险的关键。主要包括：少吃高能量密度食物、合理选择零食、不喝含糖饮料、足量饮水；规律进餐，吃好早餐；多在家就餐，少在外就餐；保持良好的就餐氛围，专注进餐等。

1. 合理选择零食、不喝含糖饮料、足量饮水。摄入高能量密度的零食及含糖饮料（主要包括碳酸饮料、果蔬饮料、功能性饮料和咖啡、茶饮料及其他热饮等）与儿童青少年超重肥胖发生有关。建议正餐中选择摄入不足且营养价值高的食物作为零食，如奶制品、水果、坚果。每天吃零食的次数要少，食用量要小，吃零食的时间可安排在两餐之间。家长和老师应引导和指导儿童青少年在购买零食时学会阅读食品包装上的营养标签信息。另外，儿童青少年应养成每天足量饮水的习惯，首选白开水，规律饮水，饮水时间平均分布在一天时间内，少量多次。

2. 规律进餐,少在外就餐。进餐时间和次数、进餐地点等与儿童青少年食物选择、能量摄入、超重肥胖的发生等密切相关。研究表明,在控制总能量摄入前提下,进餐次数与儿童青少年 BMI 值呈负相关,适当增加进餐次数可能会降低儿童青少年超重肥胖的发生风险。每天吃早餐且早餐食物多样,有利于降低儿童青少年超重肥胖风险。进餐地点也可能会对体重产生影响,在家就餐与膳食质量呈正相关,而在外就餐更容易摄入高脂肪、高能量食物,尤其是选择以炸、煎、烤为主要烹饪方式的西式快餐食品,可能会增加超重肥胖的发生风险。

学龄前儿童每天应采用 3 次正餐、2 次加餐的餐制。学龄儿童采用三餐制,以及根据学习和生活需要适当加餐。三餐定时定量,两次正餐间隔 4～6 小时。早餐提供的能量应占全天总能量的 25％～30％,午餐占 30％～40％,晚餐占 30％～35％。

3. 营造良好的就餐氛围,就餐时尽量不看视频。就餐氛围以及就餐时是否有电视等外界干扰,对儿童青少年膳食营养摄入、饮食行为培养、体格发育有重要影响。例如边吃饭边看电视,会促使儿童青少年吃得更多,含糖饮料和高脂肪、高糖食物摄入增多,而蔬菜水果摄入过少,不利于健康。儿童青少年边看电视边进食,容易减少对食物摄入的注意力和延迟饱腹感信号的发出,容易无意识地进食和进食速度过快,导致摄入更多的食物。

因此,家庭应当营造良好的就餐氛围,专注进餐,就餐期间不看电视、手机及其他电子设备。

六、减少静态活动,限制视屏时间

近年来,随着电视、电子移动设备和网络的迅速普及,视屏行为已成为最常见的儿童青少年静态活动。儿童青少年视屏行为会影响食物选择、食物摄入量、睡眠时间和身体活动水平等,从而增加超重肥胖的发生风险。此外,由于儿童青少年观看的电视节目中食品广告大多包含高脂、高糖等不健康食品,可能对儿童青少年食物的选择产生负面影响,如倾向于选择高能量食物、增加食物摄入量,从而使儿童青少年超重肥胖的风险增加。另外,长时间看电视与睡眠时间较短、较晚或睡眠质量较差有关,而睡眠不规律、睡眠时间较晚与能量摄入过高、不吃早餐、较差膳食营养质量和膳食模式有关,也会增加儿童青少年超重肥胖的发生风险。

建议 1 岁以下的婴儿不接触屏幕;1～2 岁的儿童不提供视屏活动;2～4 岁的儿童视屏时间每天少于 1 小时;大于 4 岁的儿童青少年视屏时间每天少于 2 小时。

七、保持足量的身体活动

身体活动缺乏是儿童青少年体质下降、超重/肥胖等慢性病发生率增高的重要诱因。规律的身体活动是增加能量消耗的有效手段,不仅可以促进儿童青少年的生长发育,还有助于减少皮下脂肪和腹部脂肪积累、降低超重肥胖发生的风险。

建议 12～24 月龄幼儿每天的活动时间不少于 3 小时,多则更好。3～5 岁儿童每天的身体活动总时间应达到 180 分钟,每天户外活动时间至少 120 分钟,其中中等及以上强度的身体活动时间累计不少于 60 分钟。6～17 岁儿童青少年每天累计进行至少 60 分钟的中高强度身体活动,以有氧活动为主,每周至少 3 天进行高强度身体活动。

八、保证适宜睡眠时间

多项研究提示,儿童青少年睡眠时间过长与过短均与超重肥胖的发生发展有关,并存在剂量-反应关系。研究发现,进入学龄期后,儿童青少年睡眠不足的情况凸显,而且随年龄增长日趋明显,超过70％的中小学生存在睡眠不足情况。睡眠时间减少,容易导致疲乏无力和白天瞌睡,从而减少白天的身体活动量,而白天身体活动的减少是引起儿童青少年超重肥胖的一项重要因素。此外,睡眠减少会改变瘦素、胃饥饿素、胰岛素、皮质醇、白介素-6和生长激素等的水平。这些激素或因子的改变可引起大脑交感神经兴奋、增加进食,进一步加剧超重肥胖风险。

家庭、学校和社会应共同合作,营造健康的环境,保障儿童青少年适宜的睡眠时间。0～3个月婴儿每天睡眠时长应为14～17小时,4～11月龄婴儿应为12～16小时,1～2岁幼儿应为11～14小时,3～5岁幼儿应为10～13小时,6～12岁儿童青少年应为9～12个小时,13～17岁儿童青少年应为8～10个小时。

第七节 案例:南京市小学生减少含糖饮料干预项目

一、饮料的种类

1. 碳酸饮料:在一定条件下充入二氧化碳气的饮料,不包括由发酵法自身产生二氧化碳气的饮料。

2. 果蔬汁饮料:用水果和(或)蔬菜(包括可食的根、茎、叶、花、果实)等为原料,经加工或发酵制成的饮料。

3. 蛋白饮料:以乳、乳制品或有一定蛋白质含量的植物的果实、种子或种仁等为原料,经加工或发酵制成的饮料。

4. 包装饮用水:密封于容器中可直接饮用的水。

5. 茶饮料:以茶叶的水提取液或其浓缩液、茶粉等为原料,经加工制成的饮料。

6. 咖啡饮料:以咖啡的水提取液或其浓缩液、速溶咖啡粉为原料,经加工制成的饮料。

7. 植物饮料:以植物或植物抽提物(水果、蔬菜、茶、咖啡除外)为原料,经加工或发酵制成的饮料。

8. 风味饮料:以食用香精(料)、食糖和(或)甜味剂、酸味剂等作为调整风味的主要手段,经加工制成的饮料。

9. 特殊用途饮料:通过调整饮料中营养素的成分和含量,或加入具有特定功能成分的适应某些特殊人群需要的饮料。

10. 固体饮料：用食品原料、食品添加剂等加工制成粉末状、颗粒状或块状等固态料的供冲调饮用的制品。

11. 其他饮料：以上分类中未能包括的饮料。

二、含糖饮料的定义

含糖饮料指在饮料制作过程中人工添加单糖（葡萄糖、果糖）或双糖（蔗糖、乳糖或麦芽糖），含糖量在 5％及以上的饮料。

三、含糖饮料的消费

目前，儿童青少年饮料消费逐年增加已成为全球性的趋势。在过去的 20 年间，56％～85％的美国在校生每天至少消费 1 瓶软饮料。加拿大一项针对 10 188 名 13～18 岁儿童青少年调查结果显示，80％的儿童青少年每天至少摄入 1 瓶含糖饮料，44％的儿童青少年摄入≥3 瓶。墨西哥人均可乐消费量居全球首位，儿童青少年从可乐中摄入的能量占全部能量摄入量的 20.1％。近十几年来，国内含糖饮料消费呈增长趋势。《中国居民营养与健康状况监测报告（2010—2013）》显示，我国 6～17 岁儿童青少年每周至少喝 1 次饮料的比例高达 61.9％。《中国含糖饮料消费报告》（2018）指出，随着我国含糖饮料生产和销售不断增长，儿童青少年饮用含糖饮料行为越来越普遍，饮用量不断增加，含糖饮料已成为儿童青少年摄入糖分的主要来源。

四、含糖饮料的危害

含糖饮料含有很高的热量和食品添加剂，但营养素含量普遍较低。国内外多项研究表明，儿童青少年经常过量饮用含糖饮料可能会增加患龋齿、肥胖、高血压、2 型糖尿病等慢性病的风险。饮用含糖饮料会增加能量摄入，加之较差的饱腹感、刺激食欲等原因，也会增加超重肥胖的发生风险。中国的一项 Meta 分析提示，若每天增加消费 330～350 mL 的含糖饮料，1 年内儿童青少年的体重指数可增加 0.03 kg/m^2。国外的一项 Meta 分析也显示，若每天增加消费 330～350 mL 的含糖饮料，持续 1 年则儿童青少年的体重指数可增加 0.06 kg/m^2；若减少消费含糖饮料，儿童青少年的体重指数可以减少 0.17 kg/m^2。Ludwig 等对美国在校学生开展的一项前瞻性研究发现，儿童青少年每天摄入 1 罐或 1 杯含糖软饮料，其导致发生超重肥胖的可能性增加 1.6 倍。

五、迫切需要控制儿童青少年含糖饮料的消费

含糖饮料中的糖属于游离糖，且含量较高，儿童青少年应该少喝或不喝含糖饮料。世界卫生组织（WHO）指出：成人和儿童青少年应将游离糖摄入量减少至占摄入总能量比例的 10％以下，若能降至 5％以下，会对健康带来更多好处。《全民健康生活方式行动方案（2017—2025 年）》提出深入推进"三减三健"行动，其中"减糖"核心信息提出儿童青少年应不喝或少喝含糖饮料。《健康口腔行动方案（2019—2025 年）》提出开展"减糖"专项行动，要求"中小学校及托幼机构限制销售含糖饮料"。《中国居民膳食指南（2022）》中建议，多数饮料中含有大量的添加糖，儿童青少年要尽量做到少喝或不喝含糖饮料，更不能用饮料代替饮用水；如果喝饮料，要学会查看食品标签中的营养成分表，选择"碳水化合物"或"糖"含量低的饮料。

儿童青少年时期正是养成良好饮食习惯的关键时期，需要

警惕过量含糖饮料的摄入给儿童青少年带来的健康危害,家长、社会的引导会对儿童青少年的消费行为产生较大影响。目前,美国、英国、法国等发达国家已经禁止在学校内提供含糖饮料。加拿大的一项研究结果认为:儿童青少年是含糖饮料的庞大消费群体,饮料相关政策和干预措施被视为控制含糖饮料消费的优先措施。英国一项试验研究提示:用无糖饮料替代含糖饮料减少了儿童青少年体重指数增加和脂肪聚积。中国多项横断面调查也呼吁:政府和社会需根据学生性别、地区和年龄等特征,依托中小学健康教育课开展有针对性的控制含糖饮料摄入综合干预项目,提高其知信行,降低儿童青少年含糖饮料摄入,从而有效预防和控制儿童青少年不健康的行为生活方式。国内研究结果还显示:父母的文化程度,尤其是母亲的文化程度,直接影响学龄前儿童的饮食模式选择。可见,要使儿童青少年合理选择饮料,除了应加强对儿童青少年自身的健康教育,对家长进行饮食行为教育也较为重要。

六、2019—2021 年南京市开展小学生减糖干预项目

2019 年 9 月—2021 年 6 月,南京市开展《南京市小学生减少含糖饮料干预项目》,探索符合本市小学生教学和生活环境、可行有效、易推广的减少含糖饮料摄入干预措施。选取江宁区、溧水区作为试点区,每区各选定 2 所经济、地域、规模、教学条件基本相似的小学作为项目学校,其中干预小学和对照小学各 1 所。全市共选定 4 所小学,干预学校和对照学校各 2 所。每所学校的所有在校三年级学生为项目人群,干预学校开展以"少喝含糖饮料,乐享健康生活"为主题的减糖专项活动。干预学校通过学校干预(健康教育

课程＋环境支持＋无糖学校＋兴趣项目）和家庭干预（家长会＋新媒体＋互动实践＋小手拉大手）等联合干预方法组织学生开展相关内容和主题的干预活动，促进在校学生少喝含糖饮料。分别在基线、干预 1 年后、干预 2 年后通过问卷调查的形式，收集相关信息，评估干预效果。

七、项目成效显著

1. 含糖饮料相关知识知晓显著提高。干预学校学生减糖知识知晓率均显著高于对照组。干预学校学生含糖饮料相关知识答对 6 题及以上的学生由干预前 301 人提高至干预后 786 人，其中含乳饮料不能替代牛奶知晓率由干预前 305 人提高至干预后 613 人。

2. 含糖饮料家庭影响因素改善。干预组家庭影响因素改善均显著高于对照组。干预学校学生父母告知含糖饮料危害的比例由干预前 563 人提高至 788 人；家中经常有含糖饮料储备的比例由干预前 24.6％下降至干预后 10.8％；父母限制喝饮料的比例由干预前 56.6％上升至干预后 85.2％；父母经常喝饮料的比例也由干预前 31.1％下降至干预后 6.4％。

3. 含糖饮料饮用频率和饮用量均降低。干预学校的学生 1 年后每周经常喝（≥4 次/周）含糖饮料的行为由干预前 42.5％下降至干预后 31.5％，偶尔喝饮料（1～3 次/周）行为由干预前 37.5％下降至干预后 34.7％，基本不喝（＜1 次/周）行为由 20.0％上升至 33.8％；干预学校学生含糖饮料饮用频率降低的同时，各类含糖饮料的摄入量也显著降低。对照学校学生含糖饮料饮用行为和含糖饮料饮用量无差异。

"学校-家庭联合"减少学生饮用含糖饮料的综合干预方法,对学生进行健康宣教的同时,注重对学生家长进行健康教育,形成以学校为主导,家庭为基础,二者合力,提高儿童青少年健康知识,转变健康态度,改善健康行为,促进学生从小养成少喝含糖饮料,养成正确的饮食习惯。

第三章

儿童青少年高血压

第一节　儿童青少年高血压的流行现状

　　自 1988 年至 2019 年，美国全国健康和营养调查研究发现，男童高血压患病率(15％～19％)高于女童(7％～12％)，西班牙裔及非裔儿童高血压患病率高于白裔儿童，且儿童青少年高血压患病率高于幼儿。我国儿童高血压也多见于青少年，总体发病率在逐年增加。2010 年我国心血管病报告显示，中国儿童青少年高血压患病率为 14.5％，男生高于女生(16.1％＞12.9％)，而到 2015 年患病率则高达 18.4％。既往的研究发现，儿童血压存在轨迹现象，即随着年龄的增长，其血压维持在原来的百分位数不变，提示儿童高血压和成人期高血压有一定相关性，儿童期患高血压会增加成人期患高血压的风险，因此对儿童期高血压的早期识别、早诊断、规范治疗可大幅度降低成人期高血压的致残率/致死率。

第二节 儿童青少年高血压的定义

　　高血压是指以体循环动脉压增高为主要表现的临床综合征。2017 年美国儿科学会发布《儿童青少年高血压筛查和管理的临床实践指南》,定义儿童青少年的年龄范围是 1～18 岁。对儿童青少年高血压的定义仍是基于健康儿童青少年血压的参考值范围,并界定了 1 级和 2 级高血压的分级标准(见表 3-1)。1～13 岁以同年龄 P90、P95 作为界限,收缩压/舒张压<P90 为正常血压;P90≤收缩压/舒张压<P95 为血压升高;收缩压/舒张压≥P95 为高血压。13 岁以上青少年血压分级标准与美国心脏协会(AHA)和美国心脏病学会(ACC)的成人高血压指南一致。该临床实践指南还制定了一个简化表格用于筛查需进一步评估血压的儿童青少年(见表 3-2),该表基于不同年龄、性别、身高第 5 百分位儿童青少年的第 90 百分位血压,使表中数据的阴性预测值>99%。对于≥13 岁的青少年(无论性别)简化表格中使用 120/80 mmHg 的阈值,与成人高血压相关的指南中血压升高的标准一致。该简化表格作为一种筛查工具,仅用于识别需要重复测量血压以进一步评估其血压情况的儿童青少年,不能单独用来诊断血压升高或高血压。我国儿童青少年高血压诊断标准也可以参考范晖在 2017 年编制的《中国 3～17 岁儿童性别、年龄别和身高别血压参照标准》,该标准综合了性别、年龄和身高对儿童血压的影响,可以精确评估儿童的血压水平。

表3-1 儿童青少年血压分类和分级的定义

	1～12 岁	≥13 岁
正常血压	＜第 90 百分位	＜120/＜80 mmHg
血压升高	第 90～95 百分位或 120/80 mmHg 至第 95 百分位(取较低者)	120/＜80～129/＜80 mmHg
1 级高血压	≥第 95 百分位～第 95 百分位＋12 mmHg 或 130/80～139/89 mmHg(取较低者)	130/80～139/89 mmHg
2 级高血压	≥第 95 百分位＋12 mmHg 或≥140/90 mmHg(取较低者)	≥140/90 mmHg

注：1 mmHg＝0.133 kPa

表3-2 需进一步评估血压的儿童青少年简化表格

年龄(岁)	血压(mmHg)			
	男童		女童	
	收缩压	舒张压	收缩压	舒张压
1	98	52	98	54
2	100	55	101	58
3	101	58	102	60
4	102	60	103	62
5	103	63	104	64
6	105	66	105	67
7	106	68	106	68
8	107	69	107	69
9	107	70	108	71
10	108	72	109	72
11	110	74	111	74
12	113	75	114	75
≥13	120	80	120	80

第三节　儿童青少年高血压的影响因素

儿童青少年高血压按病因可分为原发性高血压和继发性高血压。

原发性高血压发病机制复杂，既是一种多基因疾病，又是生态遗传疾病，影响因素较多。国内外研究表明，超重和(或)肥胖、遗传因素、母亲妊娠期、膳食营养等是儿童原发性高血压的危险因素。

一、超重和(或)肥胖

随着我国社会经济发展和生活水平提高以及生活方式的调整，高脂饮食、长期久坐、缺乏体育锻炼儿童中超重和肥胖的比例与人数均明显增加，儿童时期超重和(或)肥胖已成为高血压的首要危险因素，50%以上的儿童高血压伴有肥胖。Cheung 等一项随访长达 42 年的队列研究结果证明，儿童期 BMI 与成年后肥胖、高血压、糖尿病的患病率呈独立正相关关系。一项针对 5～16 岁的 25 000 名在校学生的调查研究显示，在体重指数正常组、超重组、肥胖组，高血压的检出率分别为 10.10%、17.10%、18.32%，提示随着体质量的增加，高血压的发生风险也不断增高。肥胖引起高血压的病因机制与交感神经过敏、胰岛素抵抗导致血管反应性改变和钠排泄减少相关。

二、遗传因素

高血压具有明显的家族聚集性,是基因与基因、基因与环境相互作用的结果,可能存在主要基因显性遗传和多基因关联遗传两种方式。研究发现,青少年原发性高血压患者有阳性家族史者可达 86%。父母患有高血压病,其子女发生高血压的概率是父母无高血压的 2 倍,父母一方为高血压患者,其子女患高血压的概率为 1/3。在高血压家族史中,母亲高血压比父亲高血压遗传的危险性更大,这可能是因为母亲遗传给子代的基因相对父亲较多。若个体其父母及一个同胞兄弟姐妹均有高血压,则其成年后发生高血压的概率为 40%～60%,当其同卵双生的兄弟姐妹有高血压时,其成年后发生高血压的风险上升为 80%。相关研究指出,遗传主要是通过改变钠及水重吸收、钠在细胞膜的转运缺陷等机制导致高血压的发生。

三、母亲妊娠期

母亲妊娠后期高血压与后代高血压呈正相关。母亲产时有妊高征的青少年儿童,较母亲产时无妊高征的青少年儿童相比,青少年期"血压升高比例"增加。对 1993—1995 年无锡市建立的出生队列于 2011—2013 年(青少年期)进行随访调查发现,母亲有妊高征病史,其子女收缩压及舒张压血压水平[(115.09±12.29)mmHg、(74.66±8.50)mmHg]较无妊高征病史者[(109.83±9.09)mmHg、(71.73±6.18)mmHg]明显升高。另,母亲妊娠期吸烟者后代血压偏高,出生时低体重儿或巨大儿较正常体重儿易发高血压。低出生体重儿出现追赶生长的易引起肥胖和超重,进而增加成年期患高血压疾病的风险。巨大儿出生体重越大,儿童期血压越高。并且出生体重与血压的关联存在明显的性别差异,低出生体重的女童比男童成年后更容易罹患高血压,这可能与女性胎儿宫内发育比男性胎儿更加缓慢有关。

四、膳食营养

饮食中钠盐的摄入、肾脏对钠的排泄能力、钠敏感性等因素与高血压的发生有着重要关系。钠盐摄入量与血压水平和高血压患病率呈正相关,而钾摄入量与血压水平呈负相关,膳食钠/钾比值与血压的相关性更强。一项研究表明,膳食钠盐摄入量平均每天增加 2 g,收缩压和舒张压分别增高 2 mmHg 和 1.2 mmHg。我国人群 60% 为盐敏感型及饮食高钠低钾,人均每天盐摄入量 12～15 g,远超中国居民膳食指南中钠的推荐摄入量,明显增加患高血压疾病的风险。有循证医学研究表明,母乳喂养时间与儿童及成人期血压呈负相关。婴儿最初开始摄入钠盐的月龄也与儿童青少年高血压有相关性。相关报道指出,婴儿应在 12 月龄以后添加食盐,过早过多摄入食盐会增加心脏和肾脏负担,引起高血压、水肿等,从而使其患高血压的年龄提前或增加心血管疾病的严重程度。

五、其他因素

新生儿史(窒息、脐动脉导管插管、肾静脉栓塞、母亲用药史)、家庭经济情况、父母文化程度、居住环境、婴儿时期喂养方式等多方面因素均可对儿童血压产生一定影响。母乳喂养可减少婴幼儿生长发育迟缓及过快增长,有利于减少成年后患高血压的概率。

非母乳喂养的儿童早期环境因素对成年期血压亦有升高作用。母亲生育年龄也对儿童期血压产生影响,母亲过早或过晚生育均会对儿童期血压产生不利影响。维生素 D 缺乏会增加 24 小时收缩压负荷、夜间收缩压负荷、夜间舒张压负荷。普通塑料中的化学物质会增加儿童患高血压的风险。食品包装中的邻苯二甲酸酯(DEHP)等化学物质会导致儿童发育初期的重要代谢及激素异常,塑料地板、塑料杯、塑料包装等物品中所含的无色无味有毒物质与青少年高血压发病率骤升有一定关系。脂肪、热能的摄入量高也会引起儿童高血压,油炸食品吃得越多,患高血压的危险度越大。主动或被动烟草暴露对儿童青少年也有影响,2007—2016 年美国国家健康与营养调查中一项多变量分析 8 520 例儿童的数据指出,主动或被动暴露于烟草的患儿比未暴露者更易出现血压升高(OR 1.31,95% CI 1.06—1.61)。许多研究已经证实高尿酸血症是高血压的独立危险因素。一项病例对照研究发现,原发性高血压病例组 89% 的人血尿酸高于 5.5 mg/dL。美国一项针对12~17 岁的 6 036 名青少年的横断面研究发现,血尿酸升高与血压升高呈明显正相关,血尿酸大于 5.5 mg/dL,其发生高血压的风险是血尿酸低于 5.5 mg/dL 的 2.03 倍。

继发性高血压需寻找相关的病因,最常见的是肾脏疾病,包括肾实质性疾病和肾血管性疾病。肾实质性疾病约占继发性高血压病因的 34%~79%,主要有急性链球菌感染后肾小球肾炎、IgA 血管炎、IgA 肾病、膜增生性肾小球肾炎及狼疮性肾炎等。肾血管性疾病占 12%~13%,主要有纤维肌发育不良、动脉炎、神经纤维瘤病、肾动脉发育不全等。心脏疾病也是引起儿童青少年高血压的原因,包括动脉导管未闭、主动脉缩窄等。与儿童青少年高血压有关的内分泌疾病有嗜铬细胞瘤、库欣综合征、原发性醛固酮增多症、甲状腺功能亢进等。另外,环境及药物因素也与高血压有关,如 PM2.5、铅、镉、汞和邻苯二甲酸盐等,口服糖皮质激素、非甾体消炎药、甘草等也与血压有关。

第四节　儿童青少年高血压的健康危害

　　由于儿童青少年高血压具有轨迹现象，儿童青少年原发性高血压可持续至成年，在没有干预的情况下，约40％发展为成年高血压。赵地等于2005年对1987年"北京儿童青少年血压研究"的人群进行了随访，发现儿童青少年高血压患者成年期患高血压的风险是非儿童青少年高血压的4.62倍，可见儿童青少年高血压是成人高血压潜在的"后备军"。儿童青少年高血压症状较轻者，可能感觉不到任何症状，但会在不知不觉中影响身体主要器官的功能，造成生长发育迟缓、头晕心慌、胸闷不适、认知功能下降。Pludowski等在对BMI、年龄、性别进行匹配后，发现正常血压组的儿童青少年的骨骼年龄与实际年龄之间的差异无统计学意义，而原发性高血压组的儿童青少年骨骼年龄平均比实际年龄高1.9岁。儿童青少年长期高血压会造成心、脑、肾等靶器官的损害。儿童期和青春期的高血压是早期发生认知障碍的风险因素，青少年高血压也与神经认知功能低下有关。恶性高血压容易导致脑血管破裂，引起脑卒中、脑出血，导致病人偏瘫。长期的血压升高，引起左心室肥厚，影响心脏、收缩舒张功能，从而导致心衰。高血压也会引起肾脏损害，出现蛋白尿、肾小球滤过率下降，进而进展至肾功能衰竭。部分儿童青少年高血压患者还会出现视网膜损害，表现为视力下降甚至视力丧失，或者局灶性小动脉收缩或迂曲等视网膜血管病变。

第五节　儿童青少年高血压的预防及治疗

目前,儿童高血压的防治越来越受到重视。2004 年美国发布的《儿童青少年高血压诊断、评估和治疗的第 4 次报告》指出,对于无慢性肾脏病和糖尿病的儿童青少年高血压的降压目标,建议收缩压/舒张压降至 P95 以下。但是有研究发现,当儿童青少年血压位于 P90~P95 之间或者大于 120/80 mmHg 时也检测到靶器官损害,因此 2017 年美国儿科学会发布的《儿童青少年高血压筛查和管理的临床实践指南》对降压目标进行了调整,即最佳治疗水平为收缩压和舒张压均小于 P90,13 岁以上的儿童青少年则降压目标为小于 130/90 mmHg。绝大多数高血压儿童通过非药物治疗即可达到血压控制目标,非药物治疗是指建立健康的生活方式,具体干预措施如下。

一、改善生活方式,维持儿童青少年体重理想水平

控制儿童高血压,改变生活方式是第一步,也是延迟药物治疗、增强降压疗效的重要手段。首先要使儿童青少年体重维持在理想水平,要控制儿童超重与肥胖,预防超重与肥胖越早效果越显著。提倡母乳喂养至幼儿 2 岁,纯母乳喂养至婴儿满 6 个月是预防儿童超重与肥胖的重要措施。年长儿童饮食中要注意膳食结构及品种的多样化,高血压治疗饮食策略具体包括:减少糖(≤总热量的 5%)、软糖饮料和饱和脂肪酸的摄入,多吃水果、蔬菜、全谷物

（理想情况下每天摄入≥4～5 份）、低脂奶制品、鱼、家禽、坚果和瘦肉,限制钠的摄入(<2 300 mg/d)。

二、增加有氧运动和力量运动,减少静态活动时间

世界卫生组织建议儿童青少年每天至少进行 60 分钟的中等体力活动,每天久坐时间不超过 2 小时。运动时应循序渐进,以低强度、持续时间长的运动为主,若为 2 级高血压,应避免竞技运动。研究表明,有氧运动是防治高血压的潜在有效手段之一,适度的有氧运动可以改善血管内皮功能,对血压有积极的影响作用。有氧运动的强度应根据儿童青少年的自身情况而定,以最大心率的50%～70%为宜,具体运动时间根据个人情况及运动条件而灵活变动,尤其是超重和肥胖的儿童青少年,应进行减重的训练和治疗。有氧运动即有节奏的低负荷动力型运动,如步行、慢跑、游泳、爬山、各种球类等。运动强度自觉疲劳程度为有一点累或稍累,每天运动时间不少于 60 分钟,一天的时间可以累加,但每次运动应在 15～20 分钟以上,运动频率最好为 1 次/天。推荐 2～5 岁儿童每天身体运动>3 小时,户外 2 小时;6～17 岁儿童青少年除体育课外,每天中高强度身体活动>1 小时,每周 3 次抗阻活动。

三、其他

儿童青少年对高血压的相关知识的掌握程度对高血压发展有一定的影响,鼓励父母/家庭参与高血压的预防,加强健康教育,普及防病知识(如高血压的危险因素、规律服药的益处、定期测量血压及随访和自我管理等),有利于控制患者血压。此外,学习、生活等压力增加可能会导致儿童青少年心理失衡,从而加重高血压的

发生和发展,因此应关注儿童青少年心理卫生,减轻儿童青少年的精神压力。睡眠时间与高血压有显著关联,与睡眠时间超过 7 小时或更多的人相比,睡眠时间少于 7 小时者 5～8 年后更易患上高血压,因此要保证充足的睡眠时间。

病因治疗主要针对继发性高血压,对于原发疾病不能纠正者,需通过药物治疗控制血压。药物治疗的起始时间由血压水平、临床症状和靶器官的损害程度决定。儿童高血压开始药物治疗的考虑指征:①严重的有症状的高血压,应静脉给予降压药;②显著的继发性高血压,如继发于肾血管和肾实质疾病者;③靶器官损害;④具有高血压早期并发症的家族史;⑤糖尿病(1 型和 2 型);⑥有血脂异常和其他冠状动脉危险因素的儿童;⑦虽然予以非药物治疗但仍持续高血压者。降压药物总体应用原则是从小剂量、单一用药开始,每 2～4 周增加 1 次剂量直到血压达到理想目标值,或达到最大可使用剂量,或出现不良反应,必要时可联合用药。儿童可选用的降压药包括血管紧张素转化酶抑制剂(ACEI)、血管紧张素受体拮抗剂(ARB)、利尿剂、钙通道阻滞剂和 β 受体阻滞剂。2017 年美国指南推荐 ACEI、ARB、长效钙通道阻滞剂、噻嗪类利尿剂作为儿童首选降压药,而 β 受体阻滞剂则不被推荐为儿童首选药物。Schaefer 等一项随机双盲研究结果显示,缬沙坦与伊那普利对儿童高血压治疗具有相似的疗效和不良反应。在高血压药物治疗的同时,必须给予生活干预(包括饮食、运动、睡眠、情绪等),关注靶器官的损害。

第六节　儿童青少年高血压的健康管理

　　国内外指南建议≥3 岁的正常儿童每年体格检查时应检测血压。(1) 如果发现儿童和青少年血压为正常高值血压,则需要进行生活干预,做好其营养和体重管理,并在 6 个月后复测血压;若 6 个月后仍为正常高值血压,则需要测量儿童和青少年四肢血压,加强生活干预,继续观察 6 个月。经过 12 个月的观察,儿童和青少年血压若仍处于正常高值血压,建议予以 24 小时动态血压检测并进行高血压的诊断和评估。(2) 如果儿童和青少年血压处于高血压 I 级且无症状,仍建议进行生活干预;1~2 周后复测血压,若仍高则测量四肢血压,给予营养和体重管理;3 个月后复测血压,若仍未恢复,则继续进行 3 个月营养和体重管理。如果 3 次复查均无改善,建议予动态血压检测并进行高血压的诊断和评估,启动高血压药物治疗。(3) 如果儿童和青少年血压处于高血压 II 级,立即测量四肢血压并进行生活干预;1 周内复测血压,若仍为 II 级高血压,立即启动高血压的诊断和评估,同时予动态血压检测,准备高血压药物治疗。(4) 当儿童和青少年就诊时有高血压症状且血压>P95+30 mmHg 或 180/120 mmHg 时,需进急诊室紧急处理。如果考虑为"白大衣高血压",建议每 1~2 年复查动态血压。如果单独测量血压高,但动态血压显示收缩压和舒张压均<P95 且异常的收缩压和舒张压占比<25%,则考虑为"白大衣高血压"。

—— 第四章 ——

儿童伤害

第一节　儿童伤害总论

一、背景

儿童伤害是一个全球范围内的重要公共卫生问题。世界卫生组织公布的《世界预防儿童伤害报告》中指出，全世界每年约有 95 万儿童死于伤害，有数以千万的儿童因伤害入院治疗，或留下终身残疾。伤害也是我国儿童的首要死亡原因，其中溺水、道路交通伤害和跌倒/坠落位居我国儿童青少年伤害死因的前三位。根据疾病负担相关数据，2019 年我国约有 5.5 万儿童青少年死于各种伤害，有 1 518 万儿童发生了伤害事件。儿童伤害不仅严重危害了儿童的身心健康和全面发展，同时也给家庭和社会带来不良影响，造成了严重的疾病负担。

儿童伤害是可以预防的。掌握正确的防护知识，积极采取防护措施，营造安全环境，就可以减少儿童伤害的发生。我国政府非常重视儿童的健康成长，随着儿童保健工作的开展，由传统死因引起的儿童死亡得到了有效控制，中国 5 岁以下儿童死亡率正在逐渐下降，儿童伤害已成为威胁儿童生命安全的主要原因。2021 年 9 月，《中国儿童发展纲要（2021—2030）》首次提出将预防和控制儿童伤害作为主要任务之一，并提出至 2030 年儿童伤害死亡率降低 20％的总目标，这些都将显著推动我国儿童伤害防控工作的开展，降低儿童死亡率和致残率，促进儿童早期发展和儿童保护。

二、概念

根据联合国《儿童权利公约》中的定义,儿童是指 18 岁以下的未成年人。

伤害是指突然间或短暂地遭受到不可耐受的能量作用导致的人体损伤。其主要是由于机械能、电能、化学能、热能,以及电离辐射等物质以超过机体耐受总程度的量或速率急性作用于机体所致。在某些情况下(例如溺水和冻伤),也可能是由于氧气或热能等生命基本物质的急性缺乏所导致的。

伤害的界定标准是经医疗单位诊断为某一类损伤或因损伤请假一日以上。伤害事件具有常见、多发、死亡率高、致残率高的特点。

三、分类

由于伤害的种类复杂,根据不同角度和研究目的可以将伤害分成不同的类别。根据造成伤害发生的意图,可将伤害分为故意伤害和非故意伤害。其中,故意伤害是指有预谋、有目的地自害或伤害他人,包括自杀、他杀、暴力等;非故意伤害是指无意造成的伤害,比如车祸、跌倒或坠落、溺水、中毒、动物致伤、烧烫伤、锐器伤、钝器伤、电击伤、窒息、医疗事故等。根据国际疾病分类(ICD - 10),可以从发生伤害的部位、伤害发生的外部原因与性质将伤害分成不同的类别。其中,根据伤害发生的部位,可以将伤害分成头部损伤、胸部损伤、下肢损伤等;根据伤害发生的外部原因或性质,可以将伤害分为交通事故、跌倒、火灾与烫伤、体育运动中的拳击伤及敲击伤、有毒物质的意外中毒等。

四、流行病学特征

《中国儿童发展状况报告（2020）》指出,儿童伤害事件多发生于1～9岁;男童伤害病例数量多于女童;城市地区多于农村地区,东部地区多于中西部地区;伤害意图以非故意伤害为主,大多数儿童伤害结局为处理后离院;发生时间多集中在每年五月、每周周四和每天12时;发生地点主要为家中,其次为学校与公共场所、公路、街道。

根据报告,我国儿童伤害粗死亡率为11.06/10万。各年龄组的男童粗死亡率均高于女童,农村地区高于城市地区,西部地区高于中部地区与东部地区。溺水为全国儿童非故意伤害的首位死因,其次为道路交通伤害、跌倒、坠落等。儿童故意伤害以自杀及后遗症为主。

五、影响因素

根据伤害能量交换模型,伤害发生的原因包括能量、宿主和环境。能量即引起伤害的致病因子,如动能、热能、电能等;宿主即受伤害的个体;环境主要包括社会环境、自然环境、生产环境和生活环境。

儿童伤害的发生主要与儿童自身的内在因素和心理行为因素,以及环境因素有关。儿童自身的内在因素包括性别、年龄等,如0～14岁男性儿童的伤害死亡率高于女性。心理行为因素包括性格、自身危险行为等,如好动的儿童意外伤害发生率明显高于性格安静的儿童。环境因素包括地域、家庭环境、社会环境、生活环境等,研究发现,农村儿童的伤害发生率高于城市儿童,留守儿童的伤害发生率相对较高。

六、预防与控制

伤害和其他疾病一样,有一定的发生模式、相关危险因素和有效预防措施。许多发达国家已经通过实施积极的干预措施,降低了儿童伤害致死率,减轻了伤害造成的不良影响。

美国工程师 Haddon 根据伤害发生阶段(伤害发生前、发生中和发生后)和伤害发生的三个条件即宿主(人)、致病因子和环境(物质环境和社会经济环境),建立了 Haddon 伤害预防模型。同时据此衍生出预防伤害的 10 项基本策略。目前,国际公认的预防策略是"5E"伤害预防综合策略,具体包括教育预防策略(Education strategy)、环境改善策略(Environmental modification strategy)、工程策略(Engineering strategy)、强化执法策略(Enforcement strategy)和评估策略(Evaluation strategy)。该策略在预防和减少伤害发生等方面发挥了重要作用。

近年来,我国儿童伤害预防与控制工作已取得一定的进步和发展,但是在儿童伤害监测、儿童伤害干预性研究、儿童伤害综合防控体系构建等方面还不够完善,相关工作仍然面临困难和挑战。

第二节 儿童溺水

一、概念

儿童溺水是指儿童呼吸道淹没或浸泡于液体中,产生呼吸道等损伤,导致呼吸障碍的过程。溺水的结果分为死亡、发病和安然无恙。《全球溺水报告:预防一个主要杀手》中指出,溺水是全球1~24岁儿童和青少年的主要死因之一,每年夺走超过23.6万条生命。在我国,1~14岁儿童因溺水死亡占伤害总死亡人数的44%,儿童溺水是我国儿童伤害死亡的主要原因。

二、流行病学特征

从时间分布看,儿童溺水全年均会出现,多发于雨季和较炎热季节,集中出现在7月份,较多发生在白天。

从地区分布看,我国儿童溺水死亡存在显著的地域和城乡差别。主要集中在具有自然水体的农村地区,这些地区往往缺少围栏和危险提示标志。

从年龄分布看,2014年《全球溺水报告》显示,在全球范围内,1~4岁的儿童最容易发生溺水,其次是5~9岁的儿童。

三、主要危险因素

溺水死亡往往发生在日常活动期间,如游泳、家庭取水、乘船或乘渡轮以及捕鱼或钓鱼等。季节性或极端的天气事件的影响也是造成溺水的常见原因。儿童溺水的发生因素比较复杂,包括儿童自身因素、家庭因素、环境因素和社会经济因素等。

（一）儿童自身因素

1. 年龄。年龄是儿童溺水的主要危险因素之一。由于儿童的认知能力和自我保护意识较弱,对水的危险性认识不足。因此,0～4岁的儿童是发生溺水的高风险人群。

2. 性别。男性儿童溺水的发生率和死亡率均高于同年龄段的女性儿童,这可能与男童有更多的机会接触水,如游泳、戏水等有关。

3. 游泳技能。如果儿童没有经过游泳训练或缺乏游泳技能,那么在水中就容易失去平衡、呼吸困难或者不适应水流,导致溺水事件的发生。但同时也需要注意避免一些儿童因为较为熟练游泳技能而进行冒险行为。

4. 危险行为。研究发现,青少年儿童的一些高危行为会增加溺水事件发生的风险,如无成年人陪同游泳、在水里或水域周围与同伴打闹、在不熟悉的水域跳水或潜水,以及迫于同伴压力尝试冒险行为等。

（二）家庭因素

1. 监护不当。家长永远都是儿童看护的第一责任人,家长监护不力与儿童溺水的发生有密切联系。低龄儿童溺水多发生在家或家附近,由于无成年人看管或家长临时有事离开而发生;学龄期儿童溺水事件的发生和家长看护质量有关,看护人可能忙于家务无法做到时时照看孩子,导致幼儿溺水时不能及时发现。

2. 溺水认知水平低。部分家长常常会低估溺水的危险性,没有清晰认识溺水事件的发生是快速又突然,并且会带来严重的后果和伤害。当儿童溺水发生时,留给家长的反应时间可能不足 1 分钟;当持续 2 分钟时,溺水儿童就会窒息并失去意识;持续 4～6 分钟就可能发生溺死,溺水儿童的神经系统也会遭受不可逆的损伤。非致死性溺水带来的机体损伤和残疾,也给个体、家庭和社会带来了严重的疾病负担。

3. 家庭关系。和家人相处和谐的儿童,溺水发生率较低;和家人关系不好的儿童,可能因为监护不当或者缺失,从而发生溺水事件。

（三）环境因素

不同年龄段儿童发生溺水的高危地点往往不同。其中,1～4 岁儿童溺水死亡率最高,主要发生在室内脸盆、浴盆、浴缸和水缸;5～9 岁主要发生在亲水平台、水沟、水井、池塘和水库;10 岁以上主要发生在游泳池、池塘、湖泊和江河等处。

1. 自然水体。儿童溺水死亡最重要的危险因素是暴露于自然水体。大部分儿童溺水事件发生在家庭住所内或住所附近,在日常活动中或在上学途中接触开放性水体,如家周围有池塘、小溪或学校附近的水渠等,这些都增加了儿童溺水的发生风险。

2. 蓄水容器。婴幼儿溺水的高危场所往往是常见的脸盆、浴盆、浴缸、水桶、水缸、马桶、洗衣机以及公共泳池等蓄水容器,这些蓄水容器往往与婴幼儿的身高体型不符,一旦发生溺水事件,难以靠自己的力量成功脱险,对低龄儿童来说具有很大隐患。

3. 工程设施。马路上井盖缺失的下水道,未加盖的水井、粪池、建筑工地蓄水池等,周围未加设围栏的沟渠、小区附近的亲水平台,儿童在行走或玩耍时皆可能不慎落入其中,从而发生儿童溺水事件。

（四）社会因素

一方面,大部分人对于儿童溺水事件的认知不足,对于溺水事件带来的伤害并未引起足够重视,相关安全教育和警示提醒还不够。比如在儿童玩水时,使用漂浮设备可以有效降低溺水风险,但是大部分家长、游泳馆或水上乐园管理方提供给孩子使用的漂浮设备是游泳圈,其本质上是一种充气玩具,当使用不当时,儿童会因为游泳圈翻转而倒立在水中,无法呼吸和自救。真正正确有效的保护装备是救生圈和救生衣。

另一方面,溺水事件发生后,旁观者的施救和开展心肺复苏非常重要。在经济不发达的地区,医疗卫生水平偏低,由于对溺水等伤害事件认知不足,大部分人并没有掌握心肺复苏技术,溺水者往往会错过最佳抢救时机。

四、预防措施推荐

儿童溺水是可以预防的。只有多部门共同参与,多方面共同合作,采取综合措施,才能成功预防和干预儿童溺水事件的发生。

（一）有效看护

家长是儿童安全的第一责任人,家长看护不足是儿童溺水死亡的主要原因之一。家长需要牢记看护九字诀:近距离、要专心、不间断。

1. 近距离:在看护时,家长应与孩子保持较近的距离,尽量把孩子放在伸手可及的范围内,不背对孩子。

2. 要专心:家长应做到专心看护,不要在看护孩子的过程中同时玩手机、做家务等。

3. 不间断：在看护孩子时家长本人尽量不要离开，如果确实有事需要离开，不能把孩子交给大孩子看护，应该指定一位成年人看护。

（二）溺水安全教育

1. 开展家庭、学校、社区三位一体的儿童溺水安全教育：发放针对儿童、家长和教师的儿童溺水安全教育宣传手册。在学校、小区的醒目位置及走廊张贴宣传海报，提高儿童自身和社会各类人群的安全意识和预防儿童溺水相关内容的知晓率。

2. 识别危险水域：家长需要帮助孩子识别和清除环境中的危险因素，避免儿童接触，如缺乏安全屏障的自然开放性水域、未设围栏或安全警示牌的人工开放性水域等。

3. 避免危险行为：儿童需要牢记"三不"，即不在无家长带领下单独去游泳或玩水，不去没有保护措施和救生员的任何地方游泳或玩水，不下水营救或与他人手拉手下水营救。

4. 增强安全意识：遇到恶劣天气，不要去水边玩耍或进行水上活动。在水上活动时应使用专业漂浮装置，如乘船时应全程穿戴救生衣，充气游泳圈只能在浅水区域使用，遇险时要正确使用救生圈，为救援争取时间。

（三）技能培训

1. 加强儿童游泳技能的培养：超过 5 岁的儿童可以在家长的陪同下，前往正规的游泳场所，跟随专业的执证教练学习各种游泳技能，以提高其游泳能力和应急能力。

2. 加强儿童溺水自救技能的培训：当儿童溺水发生时，溺水儿童需保持镇静，放松全身，让身体漂浮在水面上，屏住呼吸，将口鼻部浮出水面后继续呼吸;如果身体下沉可将手掌向下压,用脚划水,不要挣扎,尽量抓住身边的水中漂浮物,防止体力丧失,等待救援;当救援者出现时,听从指挥。

3. 加强溺水营救的培训:当儿童溺水发生时,附近的未成年人应大声呼救,让同行人员或附近人员拨打 110 和 120 电话,并在确保自身安全的前提下,将身边的竹竿或衣服伸过去递给溺水儿童,或者将救生圈、泡沫块、密封的塑料瓶等漂浮物抛给溺水者,等待救援。成年人可以采用漂浮物或船、救生筏等,尽快接近溺水儿童实施救援。

4. 加强成年人溺水现场急救措施的培训:当溺水儿童被救上岸后,将其移到安全环境,轻拍双肩,观察意识是否清醒,如清醒且呼吸、脉搏正常,则做好保暖工作,等待医护人员的到达或送至就近医疗场所。如不清醒,则立即实施心肺复苏等急救措施,包括开放气道、人工呼吸、胸外按压,如果条件允许要实施早期除颤。

(四)环境改善

1. 水容器加盖或不存水:家中水桶、水缸、水井等加盖防护盖;卫生间门要关好,马桶盖盖紧;澡盆、浴缸等在给孩子洗澡时,水不能太满,使用完成后立即倾倒干净。

2. 安装围栏或栅栏:婴幼儿房间门口或大门口应设置栅栏,避免婴幼儿在无人看护的情况下自行外出;池塘、小溪、沟渠等自然水体和小区亲水平台周围应安装护栏、护网。

3. 设立安全警示牌:对于危险水体,应在其周围设立醒目的安全警示牌,提示风险,避免儿童靠近。

4. 社会工程设施改善:如铺设地下排水管道,减少排水沟渠暴露,给粪池、建筑工地的蓄水池等加盖,加强基础设施建设管理。

第三节 儿童道路交通伤害

一、概念

道路交通伤害是指道路交通碰撞造成的致死性或非致死性损伤。世界卫生组织在《2018 年全球道路安全现状报告》中强调,道路交通伤害是全世界 5～29 岁儿童和年轻人的首要死亡原因。2017 年《中国青少年儿童伤害现状回顾报告》揭示,我国每年有 18 500 名 14 岁以下儿童因道路交通事故死亡,道路交通伤害位居我国儿童伤害死亡原因的第二位。因为儿童具有特殊的生理特点,在道路交通环境中主要以步行者、非机动车驾驶员和机动车乘客的身份出现,相比于成人处于弱势地位,更容易遭受道路交通伤害。

二、流行病学特征

从时间分布看,儿童道路交通伤害发生时间集中在 7 月份、每周休息日、一天当中的 17:00。从年龄来看,《2020 年中国儿童伤害状况报告》指出,全国儿童道路交通伤害粗死亡率为 2.70/10 万,各年龄段儿童道路交通伤害死亡率有所差别,且随着年龄增加,高年龄组儿童发生道路交通伤害的比例增加,其中 15～17 岁年龄组最高(4.00/10 万),1 岁以下年龄组最低(0.89/10 万)。从性别来看,有研究发现各年龄组男童道路交通伤害病例数均多于女童,发生原因以机动车车祸为主。

三、主要危险因素

道路交通伤害的主要危险因素有很多,包括儿童自身因素、家庭因素与社会因素。其中立法涉及的危险因素主要包括驾驶速度、酒后驾驶和未使用摩托车头盔、安全带和儿童座椅等。

（一）儿童自身因素

1. 性别:大部分研究显示男童道路交通伤害发生率和死亡率均高于女童,特别是中学高年级男生和学龄前男童。这可能与男童普遍好动、活动频率高、活动范围更广有关。

2. 体格与认知发育水平:由于儿童特殊的生理特点,在道路交通系统中更不容易被驾驶员发现,也更容易遭受伤害。儿童的认知水平与年龄相关,当年龄较小时,认知水平有限,无法判断和处理在道路交通过程中遇到的危险情况。

3. 危险行为:随着年龄增长,儿童活动度增加,更容易尝试刺激性的危险行为,如在骑车过程中追求速度,超速、超车甚至于闯红灯等,更可能发生道路交通伤害。

4. 道路使用者类型:主要分为步行者、乘车者、骑自行车者、乘摩托车者、驾驶员。其中大部分儿童在道路交通伤害发生时处于步行状态;乘车儿童主要是缺乏或没有正确使用安全座椅和安全带等;骑自行车的儿童主要是未遵守交通规则;乘摩托车儿童主要是未使用摩托车头盔;驾驶员主要是超速驾驶或酒后驾驶等给儿童造成道路交通伤害。

（二）家庭因素

1. 监管程度:父母或其他监护人对儿童道路交通安全的监管

程度是重要的影响因素。监管越严,可以避免儿童长时间在道路上玩耍,或督促儿童系好安全带,以此减少儿童道路交通伤害事件的发生。

2. 父母认知水平:研究发现,父母文化程度低的儿童和青少年,其道路交通伤害发生率较高。父母对于道路交通安全的认知水平和防护措施的态度对儿童产生重要影响。父母认知水平越差,孩子发生道路交通伤害事件越多。

(三)社会因素

1. 道路环境因素:随着我国机动车使用数量的增加,交通容量不断扩大,交通网络路线规划不够完善,道路两旁商铺、居民楼、学校距离机动车行驶范围较近,增加了儿童使用道路交通系统的危险。

2. 车辆相关因素:中大型运输车辆的定期维修维检十分必要。另外,车辆的设计过程中仅考虑到成年男性驾驶员的使用感,并没有考虑到使用过程中对儿童的安全隐患,如车辆安全带并不适合所有儿童,对于身高不足的儿童,车辆碰撞发生时,安全带极易卡在其咽喉部,可能会导致窒息。儿童在乘车过程中应使用儿童安全座椅或增高垫。

3. 医疗与救护:在交通事故发生后,救护车或普通车辆运输伤者前往医院的过程中,由于行驶速度过快或无固定措施,往往会导致二次伤害的出现。

四、预防措施推荐

(一)加强执法力度

1. 规范电动自行车管理:虽然我国要求电动自行车的准驾年龄为 16 周岁,但在日常生活中,对于电动车的购买和使用并无严格要求,未满足年龄要求的初、高中青少年驾驶电动自行车的情况较为常见。因此,应规范电动自行车的购买和使用管理。

2. 严格要求使用儿童安全座椅:2021年6月新修订的《未成年人保护法》要求未成年人的父母及其他监护人应配备儿童安全座椅,但实际上,各种车辆驾驶过程中并未强制执行。而儿童安全座椅的使用,可以降低儿童重大伤亡的出现,有效预防致死性伤害。

3. 戴头盔:使用安全头盔可以大概率减少交通事故中颅脑损伤的出现。部分成年人在带领儿童驾驶电动车的过程中,往往没有给随行儿童戴安全头盔或者给儿童使用尺寸不符的成人头盔。因此,应该加强安全头盔使用情况的管理。

（二）改善交通环境

1. 减速:明确限制学校周围地区、居民区车辆的行驶速度,设立限速带、红绿灯、行人优先通行路口等。

2. 设计安全路线:将儿童往返学校和居民区可能途经的路线融入地区交通安全网络规划,设置学校安全地带,禁止汽车上下学时间段驶入等。

（三）提供安全设施

儿童安全座椅、儿童安全头盔的生产和制作厂家有限,市场混杂,价格可能偏高。政府或社会组织可以考虑以补贴或赠予的方式来提供合适尺寸的儿童安全座椅和头盔。

（四）宣传教育

宣传教育依旧是预防儿童道路交通伤害的有效措施之一。针对不同年龄、性别的儿童,可以考虑采取不同的教育方法和教育重点。特别是对于低龄儿童,父母的道路交通行为对其影响巨大,应加强对其父母的道路交通伤害相关知识的宣传和普及。

（五）技能培训

道路交通事故发生后，事故现场的目击者可以第一时间开展现场急救，对大众普及急救知识非常重要，可以通过线上扩大宣传、线下开展公益活动、培训、模拟演习等方式，科普大众如何识别情况、寻求救援并提供初步急救措施，同时也增强全民交通安全意识。

第四节　儿童伤害案例分析

一、儿童溺水案例分析

【背景】

溺水是全球范围内最常见的意外伤害之一。全球每年至少有23万人死于溺水,其中儿童占到了近一半。我国每年大约有5.7万人死于溺水,儿童溺水死亡人数占总人数的一半以上。特别是在夏季,由于天气炎热,游泳、玩水等活动增多,儿童溺水的悲剧也接踵而至。实际上,儿童溺水是一种可预防的伤害,但是因为避险意识淡薄、缺乏预防溺水教育和家长监管缺位,溺水并未引起很多家庭的足够重视。

【举例说明】

小明是一名6岁的男孩,他非常喜欢在水中玩耍,小明的家人带他去过游泳馆、海边、池塘等处玩水。在某个夏日的下午,小明的家人驾车带其前往水上乐园。在游玩之前,小明的家人已经强调过注意安全。一开始,小明只待在浅水区玩耍,并且配备了游泳圈,他的家人在看护了一个小时后也逐渐放松警惕。但是,和其他小朋友打闹期间,小明慢慢地走进了深水区,由于脚无法触及底部让他情绪很紧张,一不小心他在水中跌倒,身体翻转,头部朝下,游泳圈还套在腰上。小明的家人并没有立刻发现这一情况,直到小明在水中挣扎了一段时间之后,他们才意识到了危险,赶紧跳入水中,游到小明身边将他救起。不幸的是,小明已经失去了意识,等到救护车到达后送往医院,在路途中心跳和呼吸暂停,紧急抢救后小明最终还是不幸去世。

【讨论分析】

这是一个典型的儿童溺水事件案例,它体现了儿童溺水的一些常见特点。首先,儿童溺水往往发生在家长没有看护的情况下。在这个案例中,小明的家人没有对孩子进行有效的看护和保护,没有及时发现他进入深水区,并且由于游泳圈翻转向下无法呼救,这导致小明无法及时获救。在获救上岸后也没有采取有效的急救措施进行救援。这些不负责任的行为导致了孩子的死亡。其次,儿童溺水发生的原因通常是因为儿童对水的认知和认识不足,缺乏安全意识。在这个案例中,小明虽然已经接受了家人的安全教育,但是当他在水中玩耍的时候,由于年龄太小,认知有限,他无法意识到自己的安全问题,因此导致了不幸事故的发生。最后,水上乐园的管理存在隐患,管理方和家长对于孩子玩耍期间的安全责任没有明确的划分,孩子进入深水区后,没有及时得到救援,从而造成了悲剧。

【处理措施】

当发生儿童溺水事件时,应立即将孩子从水中救出,也可大声呼叫救生员帮助施救,同时拨打急救电话。在孩子被救上岸后,需要进行心肺复苏等紧急抢救措施,并尽快将孩子送往医院进行进一步的治疗。

【建议】

为了更好地预防儿童溺水事件的发生,我们可以从以下几个方面进行改进:

1. 增加儿童安全教育和宣传的力度。在学校、社区、儿童活动中心等场所,应该进行有针对性的安全教育和宣传,让儿童和家长了解儿童溺水的危害和预防措施,让宣传入脑、意识入心。

2. 家长应该提高自己的安全意识,认真看护孩子,并且给孩子提供足够的安全保护措施,避免发生意外事件。

3. 孩子应该学习并熟练掌握游泳技能,学习溺水后如何自救。在游泳时要遵守安全规定,这不仅可以增强他们的自信心,还可以提高他们的安全意识和自我保护能力。

4. 游泳馆应该增加对游泳教练的培训和考核力度,加强管理和安全设施的建设,确保他们能够有效地教授儿童正确的游泳技能和安全知识,确保游泳者的安全。

5. 水上乐园等场所应该加强安全管理。如设置警示标志、安装专业的安全监控设备、安排专人巡逻,并提供足够的救援设备等。

6. 相关部门应该加强监管和执法。对违规经营的游泳池、水上游乐场等场所进行严格的检查和处罚。

7. 建立更加完善的儿童溺水预防体系,共同筑牢防溺水安全网。

【局限性】

1. 本案例只是一个具体的例子,不能代表所有儿童溺水事件的情况。

2. 本案例提出的处理措施和建议也只是一种可能的解决方案,具体实施还需要根据实际情况进行调整和完善。

3. 为了预防儿童溺水事件的发生,我们应该加强教育、宣传和监管,让儿童和家长了解儿童溺水的危害和预防措施。但是这些措施并不能完全消除儿童溺水带来的风险。有些事故可能是由于其他原因引起的,比如说突发疾病或者其他(身体状况、极端天气)等。因此,我们需要进一步研究和完善儿童溺水预防体系,努力保障儿童的生命安全。

【提问和回答】

1. 只要会游泳、水性好,就不可能溺水吗?

答:不是的。即使会游泳和水性好,也有可能发生意外,导致溺水。例如,突然失去意识、身体出现抽筋或其他突发状况等都可能导致溺水。此外,环境因素也可能影响游泳者的安全,例如海浪、水流、水温等。因此,即使会游泳和水性好,也需要注意水上安全,做好必要的防范措施。

2. 只要带了游泳圈,就可以避免溺水吗?

答:游泳圈只是一种水上充气玩具,并不是救生装置。戴上游泳圈,只能提高游泳者在水中的浮力,但并不能完全避免溺水。游泳圈可以帮助游泳者在水中保持浮力和平衡,但如果游泳者不小心跌入水中、突然失去意识或出现其他突发状况,仍然有溺水的风险。此外,游泳圈质量不好、大小不合适或使用不当也会导致安全问题。因此,除了戴上游泳圈,游泳者还应该注意水上安全、选择安全的游泳场所、了解自己的身体状况、遵守游泳规则、不擅自尝试危险的游泳动作等,做好必要的防范措施。

3. 如何鉴别溺水?

答:真实的溺水是无声且快速发生的。鉴别溺水主要有以下几个方面:(1)观察身体状态:溺水者的头部通常会浮在水面上,头前倾或头后仰,嘴巴大张且没入水中,同时双臂可能前伸往下挥动,试图拍打水面。(2)观察意识状态:溺水者在水中时,由于缺氧和窒息,意识状态可能会逐渐模糊,眼神呆滞或闭着眼睛,询问无反应。溺水者往往挣扎 20 秒后就会沉下去,一定要立刻伸出援手,呼叫救援,同时尽快将其救出水面,进行心肺复苏和其他急救措施。

二、儿童道路交通伤害案例

【背景】

随着城市化进程的不断加剧,道路交通安全问题越来越受到关注,无论是成人还是儿童,都可能受到交通事故的伤害。对于儿童来说,由于年龄较小、认知能力有限、行动能力不足等,更容易受到道路交通事故的影响。根据世界卫生组织的数据,全球每年有超过 18 万名儿童因道路交通事故而死亡,而每年因此受伤或残疾的儿童则高达上千万。在中国,根据交通运输部公布的数据显示,2019 年全国共发生儿童道路交通伤害约 2 万起,其中约造成近 3 000 名儿童死亡。在这些事故中,许多儿童因未能正确掌握交通规则,或者未得到成年人的保护和照顾,导致受伤或死亡,给个人、家庭和社会都带来了严重危害。因此,如何预防和减少儿童道路交通伤害的发生,成为当今社会亟待解决的问题。

【举例说明】

某年 9 月 1 日上午 9 时,在某小学门口,由于上学快要迟到,黄某驾车把儿子送到学校门口,小朋友下车后从车辆车头位置跑向道路对面的学校。这时,不远处驶来一辆速度较快的白色小汽车。男孩小黄在横穿马路时,突然加速企图通过,然后又向反方向奔跑,由于视线被遮挡,司机并没有注意到小男孩,发现情况不对后猛踩刹车,但后车避让不及发生碰撞事故,白车撞到了这个男孩,导致他的头部受伤,血流不止,失去了意识。虽然男孩被及时送往医院进行治疗,但还是因为伤势过重而不幸去世。

【讨论分析】

这个案例中,男孩的死亡是多个原因共同导致的。首先是小黄的父亲没有给予足够的关注和照顾,让孩子下车后在无成人陪同下自行过马路前往学校。其次,小黄并没有掌握基本的交通规则,不应该横过马路时突然折返,缺乏交通安全意识。此外,驾驶员的注意力不足,没有保持足够的警觉性,驾驶速度过快,且没有保持车辆安全距离,未能及时避让,导致了男孩的受伤。这些行为不仅危及他人的生命安全,也要承担法律责任。最后,公共环境中的交通设施也存在一定的缺陷,例如缺少红绿灯等,这也是导致事故发生的原因之一。

【处理措施】

当道路交通事故发生时,首先要确保受伤儿童的安全,将其移离现场,并进行必要的急救处理。同时立即拨打 120 急救电话或者呼叫当地救护车,让医护人员前来现场处理伤势。如果现场有目击者,及时询问他们的联系方式和证言,以备后续处理。此外,要及时联系警方处理,并配合警方的调查工作。如果儿童需要住院治疗,应该及时通知其家长或监护人,并将其送往医院接受治疗。在处理伤害的同时,应该及时向保险公司报案,进行理赔处理。

【建议】

通过这个案例的学习,我们可以从以下几个方面来预防和减少儿童道路交通伤害的发生:

1. 提高儿童的安全意识和交通安全知识水平,是预防儿童道路交通伤害的重要措施。通过各种途径宣传普及交通安全知识，比如让他们了解安全过马路的正确方法和规则，培养儿童交通安全意识，建立儿童交通安全教育体系，从而提高儿童的自我保护能力。

2. 加强家长的责任心和监管力度，让他们时刻关注孩子的安全。家长要树立榜样，提高自己的交通安全意识，引导孩子遵守交通规则，保证孩子的行为安全。

3. 加强交通安全问题的宣传教育。学校、社区等应该组织交通安全教育活动，发放交通安全宣传资料等，社会各界也应该加强宣传，让更多人关注儿童道路交通安全问题。

4. 加强驾驶员的培训和考核。通过对驾驶员进行培训与考核，提高其驾驶技能，注意行车安全，减速慢行，遵守交通规则。

5. 加强道路交通管理，建立和完善交通设施，提高道路安全性。通过修建人行道、设置交通标志、增设交通信号灯、安装路灯等，为儿童提供更加安全的出行环境。

6. 完善交通法律法规体系。通过加强交通法律法规的制定和实施，加大对交通违法行为的处罚力度，从而提高司机、行人的安全意识。

【局限性】

这个案例提醒我们，儿童道路交通伤害是一个非常严峻且复杂的问题，需要从多个方面进行治理，包括教育、设施、法律等。首先，在日常生活中，我们应该注重交通安全，遵守交通规则，保护自己和他人的安全。其次，也应该加强对儿童的交通安全教育，让他们养成安全的交通习惯，避免不必要的伤害。然而，即使采取了以上措施，也无法完全避免儿童道路交通伤害的发生。因为儿童的成长过程中,他们可能会有犯错的时候,例如不听从警告、擅自冲过马路等。这些因素都可能导致儿童道路交通伤害的发生。因此,家长、学校、交通部门以及社会各界都应该承担起自己的责任,共同为儿童的道路交通安全保驾护航。同时,我们也应该加强对儿童的关注和照顾,让他们在成长过程中能够尽量避免不必要的伤害。

【提问和回答】

1. 下车时随便哪个手开车门都可以吗?

答:不可以。正确的做法是使用"远端手开门法",即用远离车门的手打开车门。坐在车左侧使用右手开门,坐在车右侧使用左手开车门。这是为了避免在开车门的过程中,不小心将门撞向正在行驶的车辆或者行人,从而造成安全事故。此外,开车门时还应该先确认左右车道上是否有车辆或行人,确保开门的安全。如果是在马路边停车,车门打开时还应该留意道路的行车情况,以免引起其他车辆的注意力分散,造成交通事故。

2. 什么叫二次过街设施?

答:二次过街设施是指在一个道路两侧的人行横道之间,设置的帮助行人安全通过道路的设施。它通常由一个或多个中央岛和几个过街信号灯组成,行人可以在第一个人行横道到达中央岛,再等待信号灯指示,通过第二个人行横道,安全地穿过道路。二次过街设施的设置能够有效地降低行人在过马路时的安全风险,特别是在那些交通流量较大的路段。它可以帮助行人安全地穿过道路,并且不会对车辆的行驶造成太大的影响,从而有效地缓解交通拥堵的问题。